薬で治るというウソ

武蔵国分寺公園クリニック院長
名郷直樹

ビジネス社

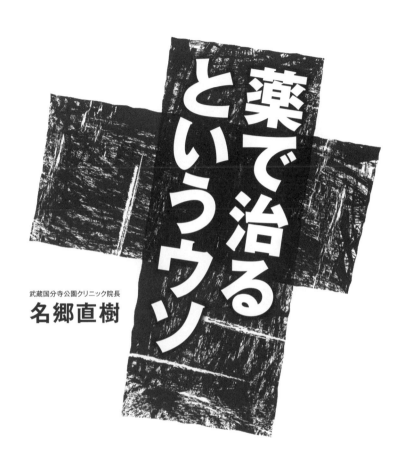

すぐに医者にかからず、放っておくのも案外いい……はじめに

僕は都内で開業する一臨床医です。毎日何十人という患者さんを診察し、検査し、治療するということが日々のなりわいです。

しかし、日々仕事をしながら、

「この患者さんは医者にかからなくていいんだけどな」
「検査まではしなくていいよね」
「薬を飲むほどじゃないんだけどな」

ということがたくさんあります。

もちろん、医療機関にかかってもらわなければ大変なことになっていたということも少なからずありますし、僕自身、患者さんに検査や薬を勧めることもいくらでもあ

ります。

ただ、案外そういう場合は少なくて、かなりの部分は放っておいても大丈夫、むしろ放っておいたほうがいいのではないかと思う場合も少なくないのです。

この本は、後者の「放っておいたほうがいいかも」という話題を中心に取り上げていますから、読む人によっては、僕のことを医療否定論者と思う方がいるかもしれません。

しかし、そうではありません。現代の医療にはいい点が多くありますし、実際に多くの人の命を救い、苦痛を軽減しています。

ただ、その陰で多くの不要な医療が行なわれ、医療によってかえって苦しんでいる人たちがいるのも事実です。


その陰の部分について、「根拠に基づく医療：Evidence-Based Medicine（ＥＢＭ）」という医療の流れに沿って、一般のみなさんにわかりやすくお伝えしようというのが本書の目論見です。

本書に書かれていることは、単なる僕の意見ではなくて、根拠となる質の高い医学研究の結果を参照しながら、僕自身の経験を加味し、現実的にどう判断したらいいのかということです。

質の高い医学研究に基づくと、風邪や糖尿病、高血圧などの日常的な病気に対して当たり前と思われている医療が、「案外こんな効果しかないのか」ということが明らかになります。

それを明らかにしながら、僕が開業医として実際にお勧めする医療、お勧めしない医療について書きました。ぜひ、日々医療を受ける際の参考にしていただければ幸いです。

２０１５年１月　名郷直樹

薬で治るというウソ ▼ 目次

プロローグ

その薬、本当にあなたに必要ですか？

第1章

「根拠に基づいた医療」こそ信用できる

第2章

常識を信じているとバカを見る

第3章

恐ろしい副作用を知れば、薬なんてむやみに飲めない

第4章 日本の医療がわけのわからないことになっている理由

第5章 この病気、薬を選ぶならどっち？

プロローグ
その薬、本当にあなたに必要ですか?

EVIDENCE-BASED MEDICINE

診断基準がどんどん厳しくなる理由

健康診断ではさまざまな項目を調べますが、たとえば、高血圧で引っかかる人はかなりの数にのぼります。

日本には、高血圧の患者さんが約907万人（厚生労働省、平成23年「患者調査の概況」）いると言われています。高血圧の治療が必要とされる予備軍を含めれば、その数は1000万人を軽く超えるでしょう。

読者の中にも、健康診断で高血圧と診断されて病院に通い、医者から血圧を下げる薬を処方されて毎日飲んでいる人もいるでしょう。

現在、日本高血圧学会は、高血圧の診断基準を「上（収縮期）140以上、下（拡張期）90以上」としています。この高血圧の診断基準は、10年前は上150以上、20年前は上160以上でした。それが現在は上140以上となり、この20年間で数値がどんどん厳しくなっています。

一方、国（厚生労働省）が定めたメタボ健診では、現在、血圧が上130以上（下85以上）の人を指導の対象としています。また、最近では、人間ドック学会が147という基準値を公表し、混乱を引き起こしました（ただしこの基準はリスクを評価したものでなく、治療の基準としては不適切です）。

基準となる数字がコロコロ変わっていると感じる人も多いでしょう。

とは言え、数値が頻繁に変わるのは場当たり的なことと一概には言えず、それなりの理由があります。

血圧が高ければ高いほど脳卒中や心筋梗塞、腎障害などさまざまな合併症を引き起こす危険が高まり、逆に、低ければ低いほど合併症の危険は低くなります。これは研究結果としてはっきり出ています。

加えて、高血圧は自覚症状がほとんどないため、早期発見・治療が重要視されています。そのことを念頭に置いて、国や高血圧学会は診断基準を厳しくしていきました。

だから、160よりも150のほうが合併症の危険が少ない。そして150よりも

140、140よりも130と、数値がどんどん厳しくなっていったのは理屈として成り立つわけです。

たとえば、日本には脳血管疾患の患者数が約124万人（厚生労働省、平成23年「患者調査の概況」）いますが、診断基準を厳しくすることで高血圧に気をつける人が増えて、脳血管疾患の患者が1割減れば約12万人が助かるわけで、いい面は確実にあります。そこは押さえておかなければいけません。

軽度の人まで薬を飲む必要があるかは疑問

ただ、血圧が低ければ低いほど脳卒中や心筋梗塞などの危険が少なくなる反面、いろいろな問題が山のようにあることは明らかにされていないのが実状です。大きな問題のひとつは、

「高血圧の薬はどんな状態の人にもっとも有効なのか」

ということです。

高血圧の薬は数多くあり、単に血圧を下げるだけではなく、その先の合併症を予防することがわかっています。

ただし、血圧を下げる薬の効果は、上の血圧が１６０以上の人を対象にして検討した研究がほとんどで、１６０未満の軽度の高血圧の人に有効かどうかははっきりわかっていません。

ここは、何となく推測というか予想でやっている部分が多分にあり「とにかく薬で血圧を下げればいい」となっていて、これはすごく問題だと思います。

高血圧が原因で死ぬ人、ガンで死ぬ人がひとくくりにされ不安を煽る

もうひとつの問題は、

「本当は放っておけばいい人が、どんどん病気にさせられている」

という面です。

たとえば血圧の基準値が１３０だと、50代の人の血圧の平均値は１４０～１３０台ですから、おそらく半分くらいの人が高血圧だと診断されてしまうでしょう。

でも、そういう人たちの大部分は、高血圧による脳卒中や心筋梗塞ではなく、実は胃ガンで亡くなったり、大腸ガンで亡くなったり、高血圧と死因は全然関係ないことが多かったりするのです。高齢者になると、高血圧であっても別の病気で死んでしまう傾向がさらに強くなります。

そういう人たちをひっくるめて「高血圧だから危険だ」なんて言い分は、単に不安を煽っているだけで、そこにムダな医療費が投入され、ムダな降圧剤が使われているという図式が生まれるのです。

このように、２つの決定的な問題があるにもかかわらず、そこがまったく問題視されていないのです。

基準値を厳しくすると、高価な新薬が次々につくられる余地が生まれてしまう

診断基準を厳しくして高血圧の症状が軽い人を含めれば含めるほど、コストとのバランスはとりにくくなるのは当然でしょう。

つまり、基準が厳しくなると、それによって高血圧の治療対象者が増えて効果が小さくなるのです。

血圧が180の重症の人を薬で治療する場合、仮に20人を5年間治療すると1人の脳卒中が予防ができるとします。

しかし血圧が160、150、140と基準が厳しくなれば、50人に治療して1人、100人に治療して1人、200人に治療して1人……と、脳卒中が予防できる人の割合がだんだん減ってくるわけです。

それにもかかわらず、高血圧とされる人の数が飛躍的に増加しますから、製薬メーカーはその多くの人に降圧薬を使用してもらおうとする。そこに、高血圧を下げる新

薬が次々と出てくる余地が生まれてしまうのです。

基準を厳しくする理由は、もちろん脳卒中をはじめとしたいろいろな合併症を減らしたい一面もあると思いますが、〝薬を売りたい〟という面も強いと思います。おそらく薬により、脳卒中は減ってはいるのです。

ただし、脳卒中を減らしたいと強調する背後で、本音のところは、たくさんの薬を売りたいという製薬メーカーが非常に賢くやっているというのが現状です。

高齢者の高血圧まで国が面倒を見ていたら、財政が破綻するのは当たり前

先ほど、高血圧の判断基準に混乱があることを指摘しましたが、実はきっちり基準線が決められないという問題もあります。

血圧と脳卒中の関係で言えば、血圧が高ければ高いほど脳卒中の危険が高まるのは事実ですが、**「この数値を超えると急に脳卒中の危険が高まる」という明確な境目がありません。**だらだら血圧が高くなるに従って脳卒中が増えるので、線を引くことが

できないのです。

日本は国民皆保険ですから、このくらいの年齢、危険度だったら国が保険で面倒を見ましょうというふうに決める方法もあると思います。

ところが、境目があいまいなため「とにかく血圧を下げればいい」と基準値がどんどん厳しくなってしまっているのです。これは非常におかしな話です。結果的に全部公費で見るわけですから。

たとえば、90歳を過ぎた血圧１４０の人に降圧剤を公費で見るなんてことを続けていたら、国の医療財政が成り立たなくなるでしょう。

「そんなお金があるんだったら、子供たちのおたふく風邪やB型肝炎、ロタウイルスのワクチンを先にタダにしろ！」

という現実的に優先させるべき医療もあります。

でも、そうとはならず、これらのワクチンは１回数千円～数万円もかかります。このため、出費を惜しんでワクチンを打たないケースもたくさんあるのです。

今は元気で、ふつうに生活ができている90歳の老人が、10年後の脳卒中を心配して国が7割以上を負担する薬を毎日飲むなんてことは、誰かがそういうふうに焚《た》き付けない限り、ふつうはありえません。

高血圧の治療効果は小さいのに、脳卒中の怖さばかりが強調されている

人間は歳をとれば血圧はだんだんと高くなり、若いときと比べて脳卒中や心筋梗塞になる確率はぐんと高まります。

ただし、**降圧剤を飲む人と飲まない人では、脳卒中や心筋梗塞になる人が劇的に変わるのかというと、実はたいして変わりません。治療効果は小さいのです。**58ページで詳しく説明しますが、薬を飲む人と飲まない人の脳卒中や心筋梗塞の発生の差は、わずか数%です。

ところが、このことは包み隠して「血圧が高いと脳卒中や心筋梗塞になるリスクが高くなる！」というところばかりにフォーカスをあてて、製薬メーカーが薬を飲ませ

うとしているわけです。

実際、歳をとると脳卒中や心筋梗塞になる確率が高まるのは確かなので、患者側も「自分は基準値より血圧が高い。薬を飲んで下げなければ！」となるのです。

でも、薬を飲んでも数％の違いしかないわけですから、

「そもそも薬を飲む必要があるのか」

ということも考えてほしいのです。

なお、これも後述しますが、同じ慢性疾患である糖尿病についても、薬を飲んでも合併症を防ぐ効果は、高血圧と同じように意外にわずかです（65ページ参照）。

病気を心配すべきなのは働き盛りのお父さん
高齢者は放っておくのも案外いい

脳卒中や心筋梗塞を予防するということで言えば、50歳で小学生と中学生の子供を

抱えた血圧が高めのお父さんが、子供たちが成人するまで脳卒中で倒れるわけにはいかないのでそれ予防するために薬を飲むというのと、70代で年金生活の人が3年後、5年後脳卒中になりたくないから薬を飲むというのとでは、まったく別のことと考えるべきです。

今の日本は、そこが全部ひとくくりにされてしまっているのです。僕はこれも問題だと思っています。

診断基準が、若い人だろうと年寄りだろうと、脳卒中や心筋梗塞になる危険が高いのは同じで薬の効果も同じだから、「全世代血圧を下げよう！」となったときに何が起きてしまうのか？

50歳はまだまだ若いですし働き盛りで仕事も忙しく、また高血圧はほとんど症状がないので放っておいてしまうのです。

一方、70代の年金生活者は、健康のことより日々楽しく過ごすことを優先したほうが幸せじゃないかと思いますが、毎日ひまだから血圧を測っては、脳卒中や心筋梗塞を気にして一所懸命薬を飲む、ということになるのです。

僕から言わせると、これは本末転倒。**現状は、本来高血圧に気をつけなければいけ**

ない若い人たちが気をつけなくて、そんなに気をつけなくてもいい高齢者が万全を期して気をつけているのです。

重み付けができていないのです。国はもちろんですが、医者の側もちゃんと重み付けをして患者に対応したほうがいいと思います。

ところが、それがまったくできていなくて、医者は病院に来る人に無差別に降圧剤を出す、みたいなことを延々やっています。だからわけがわからないことになってしまっているのです。

「個別の状況が重要」とか「患者の好みも考慮して」とか、それぞれの患者の希望を考慮する以前に、もう少し一般的に考えることも必要です。

たとえば、

・子供を持つ40代、50代の働き盛りのお父さん
・70代以上の高齢者

というざっくりでいいのでくくりを設けて、前者の働き盛りのお父さんほど脳卒中

などの合併症が怖いから、

「高血圧に気をつけて！」
「忙しさにかまけて治療をおろそかにしていませんか？」
「倒れたら家族が路頭に迷いますよ！」

とPRをしたほうがいいと思います。それだけで全然いいと思う。

これを、個別の希望にまで対応してしまうと、今度は高齢者の中で「先生、私は120歳まで長生きしたいんです！」「脳卒中になりたくないんです！」という人が必ず出てきます。

こうなると、この人は血圧を下げたいと言っている、脳卒中をできるだけ先延ばしにしたいと言っている、ならば「言われたとおりしっかり治療しましょう」「薬もたくさん処方しましょう」と医者もなってしまうのです。

個別にやってしまうと、こうやってごまかしてしまうところがあるわけです。そんなことで先延ばしして、その間、余計に医療費を使うだけだったり、年金を使い果たすだけだったりするわけです。

これはある意味とても危険な言動ですが、これからの日本社会のために、

「70歳を過ぎたんだからもう薬なんて飲まず、薬代は別の楽しみに使って生きたらどうですか？」
「それで脳卒中になって死ぬなら、それもひとつの生き方じゃないですか？」

ということも言いたいわけです。そして、こうした生き方はむしろ自分自身の幸福にもつながっていると思います。

僕の基盤にあるのはこの考え方です。

健康診断は受けても受けなくても死亡率に変わりはない

僕は、検査の必要性がどんどん薄れてきているのに、必要のない検査を受けている

人が非常に多いなと感じています。

たとえば、毎年行なう会社の健康診断（健診）の意味は、昔はとても大きかったと思います。自宅に血圧計なんてなかったですし、血圧が測れる場所も限られていました。だから、会社の健診で血圧を測るのは大きな意味があったのです。

でも今は、価格も安くてコンパクトな血圧計が普及して家庭でも気軽に測れますし、いつでも検査できます。こういう中で、わざわざ公費を使って健診をやる意味などほとんどないと思います。

実際、**健診を受けているグループと受けていないグループとで死亡率を比べたら、まったく変わらなかった**という研究結果もあります。

これは健診が無意味という可能性もありますが、それだけではなく、検査を受けることがどんどん容易になってきていて、かつ、病気になってもきちんとした治療法が確立されてきているので、検査の意味が小さくなってきているのです。

昔は早期発見が大事だったが、今はかえって悲劇を生む

たとえばガンの検診で言うと、昔は早期で見つからないと手遅れで治療の手立てがなくみんな亡くなっていったわけです。ところが今は、かなり進行したガンでも治療が有効な場合があります。

そうなると、総体的に見て早期発見の意味合いはどんどん小さくなってきています。ちょっと遅れて見つかったとしても、治療できる可能性が昔よりうーんと高いわけですから。

にもかかわらずそれに逆行して、どんどん早く見つけたほうがいいという傾向になっているのは、何のために医者たちが一所懸命に治療技術を向上させてきたかわからないという面もあります。

早期でなければ治療法がなかった時代の早期発見と、ちょっと進んでいても有効な治療法がある今の時代の早期発見とでは、前者のほうが早期発見の意味合いが大きい

のは当たり前です。それが全然世の中に伝わっていないのです。

とくに高齢者だと、早期発見の効果は微妙になってきています。

たとえば、高齢者でふだんはまったく検診を受けず、「なんか調子悪いなあ」と思って検査を受けたら進行ガンで、1カ月くらいであっという間に亡くなるというのは、ある意味、すごくいい死に方だと思います。あまりいろいろな人に迷惑をかけず、医療費もかけずに亡くなっていくわけですから。

適当な時期に見つかって軽めの治療で、徹底的な厳しい治療をしない人も案外いいと思います。

いちばん問題なのは、すごく早期に見つかって、そんなに症状のないうちから「自分はガンなんだ……」という不安にさいなまれながら毎回検査治療して、長い間憂鬱《ゆううつ》になっている人です。これは、高齢者の早期発見のガンに多く見られます。

たとえば、80歳で見つかった前立腺ガンが、本当にその人の予後を決めているのかと言うと、ほとんどそんなことはありません。前立腺ガンが進行する以前に、寿命が尽きてしまうことのほうが多いからです。

ところが、生き死にを決めていないものに対して、大量の不安と大量の医療費がつぎ込まれているわけです。

前立腺ガンは血液検査で診断できるという圧倒的なメリットがありますが、発見されたときの対応が難しいのです。前立腺ガンは高齢者に多いガンです。検査が必要か必要でないかは、デリケートな問題です。

病気を見つける検査が、逆に身体にダメージを与えている

検診に関して言えば、X線撮影、胸部CTといった放射線検査によるリスクもあります。たとえば、胸部CT検査は、肺ガンが早期に発見できるという意味ではわりといい面はあります。

ところが、10年ほど前、イギリスのオックスフォード大学の研究グループが、英国医学誌「ランセット（2004年）」に「診断用X線による発がんのリスク：英国および14ヶ国の評価」という論文を発表しました。

これによると、日本の医療被曝は突出して高く、日本のガンの3・2%は診断被曝が原因で、CTによる被爆による発ガンは年間7500人を超え、英国の5倍と推計。世界一診断放射線による発ガンリスクが高いとしています。

胸部CT検査時の被曝は、実効線量で約10ミリシーベルトで、通常のX線撮影の200~300倍被曝線量が多くなると言います。

福島第一原発事故以来、放射線被曝が問題になっていますが、ある意味、医療被曝のほうがよっぽどリスクが大きいのです。

病気を見つけるための検査が、逆に身体に大きなダメージを与えているというのは大変な問題です。

「薬なんていらない」というケースはごまんとある

薬なんて飲まなくていい、というケースは実は山のようにあります。

たとえば血圧の場合でよくあるのが、たまたま別の病気で医者にかかったときに、

１回測っただけの血圧が高いから薬が処方されたというようなケースです。こんなことはふつうありえません。

そもそも血圧は変動するものです。だから、ワンポイントの血圧が高いからと言って血圧の薬を出すなんてことをしたら、とんでもないことになります。

高い血圧がその人の一番高いときの血圧だったりすると、１８０と出たけど本当は平均が１６０くらいなのかもしれないし、ワンポイントが１６０でも平均は１４０くらいだったりするかもしれないのです。

それを、**一番高いときの血圧を基準にして薬を出してしまうと、今度は血圧が下がり過ぎて立ちくらみやめまい、動悸が起こったり、意識がなくなり事故でも起こせば、最悪死に至ることもあります。**そういう例は山のようにあります。

糖尿病なんかはもっとひどいです。

血圧を下げれば脳卒中が減るのがハッキリしているからいいのです。ところが、糖尿病は血糖値を下げれば網膜症など目の合併症や腎臓の合併症は少し減りますが、脳卒中が減るというデータはありません。

にもかかわらず、とくに糖尿病の高齢者は、医者からしこたま薬を処方されて飲んでいます。それでどうなっているのかというと、多くの患者さんが「低血糖」（66ページ参照）になって入院しているのです。

実際、糖尿病の入院は血糖が上がり過ぎて入院する数の10倍以上、低血糖で入院するケースが多いのです。だから糖尿病患者の入院は、薬を減らしたりやめたらものすごく減るのです。

もちろん、血糖値を下げる薬を飲めば目や腎臓の合併症は減りますが、よほど厳しく治療しても、それらの合併症はせいぜい10％とか20％しか減りません。

このように、**糖尿病の薬は低血糖の患者をつくっているだけというケースが非常に多いのです。とくに高齢者に現在処方されている糖尿病の薬の大部分はいらない**というのが僕の考えです。

それでもみんな薬を飲むのは、「血糖値が下がったほうがいい」と思い込んでいるからです。実際、薬をやめるとまた血糖値が上がりますからね。それで、低血糖を我慢してでも薬を飲んでいるわけです。

低血糖で入院するような患者さんは、多くの医者に「あなたの血糖値は高いです」「下げなければ脳卒中や心筋梗塞になりますよ」と叩き込まれているんですね。

だから患者さんが低血糖の入院を経験しても、「先生、血糖値を下げる薬を出してください」と懇願する場合もあります。

「いや、そんな薬を飲んだらまた低血糖になって入院ですよ」「また入院したいんですか！　低血糖が起こらないくらいの軽めの治療がいいんですよ」といくら説明しても、「いや、先生、それより血糖値が高いほうが怖いんです！」と患者さんが一向に受け入れないわけです。

それを、80歳を過ぎた老人が言ったりするんです。血糖値が多少上がっても、おいしいものを食べたほうがいいと思いますが、本当に異常な事態だと思います。

糖尿の数値はちょっと高めが、実は死亡率がいちばん低い

僕のクリニックでは、こうした低血糖で入院するような高齢者のケースでは、「血糖

値は厳しく下げてはいけません」と指導します。

たとえば、薬を使わないで糖化ヘモグロビンの数値（ＨｂＡ１ｃ：６・５以上が糖尿病）が８ならもうＯＫ。このまま８の数値をキープすれば大丈夫ですと。薬で７・５とか、ましてや７に下げるように指導することはありません。

でも、別の医者が数値８では高いからとどんどん薬を出すわけです。そして、多くの患者が低血糖になって入院しているのです。

これは研究結果でも明らかになっています。総死亡率を糖尿の数値（ＨｂＡ１ｃ）で見てみると、インスリンで治療しているＨｂＡ１ｃ数値が10の糖尿病患者は、数値が６の正常の人と比べて実は死亡率が同じなのです。

そして、７とか８とか一般的にちょっと高いと言われている数値の人のほうが、実はいちばん死亡率が低いんです。つまり、トータルの総死亡率で考えれば、厳しく下げないほうがいいのは明らかです。

もちろん、何度も言いますが目や腎臓の合併症に絞れば、血糖値は低いほどこれらの合併症は減ります。

ただし、減るのは10～20％だけ。そして、脳卒中や心筋梗塞が減るかどうかははっきりしていません。それは、医者や患者さんたちが予防できると勘違いしているだけです。

それで「好物の饅頭を食べたいけど、血糖値が上がるから我慢する……」なんてことを80歳を過ぎた老人がやっているわけです。そうして薬をてんこ盛りもらって一所懸命飲んで、低血糖になって実は不幸せ、なんてことになっているわけです。

病気に対する考え方のフレームがそもそも間違っている

結局のところ、高血圧も糖尿病も、多くの患者さんは脳卒中や心筋梗塞の合併症が怖いから、一所懸命薬を飲んでいるところがあります。

でも、高血圧に関して言えば、降圧剤を飲んでも脳卒中は完全には防げません。まして血糖値を下げる薬を飲んでも、そもそも脳卒中を防ぐことができたというデータはありません。薬を飲んで防げるのは、目と腎臓の合併症だけです。それも、効果は意外にわずかです。

ただ、僕が強く言いたいのはこのことではなくて、80歳、90歳になれば、脳卒中にならなくたってガンで死ぬでしょう、肺炎で死ぬでしょう、老衰で動けなくなって死ぬでしょう……。であれば、脳卒中ひとつの意味合いはどんどん小さくなるはずです。

にもかかわらず、血圧が高いとなると脳卒中だけにフォーカスがあたって、脳卒中だけは予防したいとなってしまう。こういう**病気に対する考え方のフレームが、そもそも間違っている**と思います。

脳卒中を予防するため、とにかく薬を飲んだほうがいいとか、治療をしたほうがいいとか、毎日血圧を測ったほうがいいとか、医者や製薬メーカーに仕向けられているんですね。これは洗脳されていると言っても過言ではないでしょう。

でも、実際はそんなふうになってはいないんですよ。そして、そういうことから解放されて、

「オレは体調がいいから医者なんかかからないし、血圧なんかいちいち測ってないよ」

という人の中に、とても幸せに生きているように見える人がいる。僕はそれが言いたいのです。

抗生物質は細菌には効くが、風邪には効果なし

風邪で病院に行くと、抗生物質（抗生剤）を処方される人も多いでしょう。でも、肺炎には抗生物質は効きますが、風邪には効きません。なぜなら、風邪のほとんどがウイルス感染によるものだからです。

抗生物質が効果があるのは肺炎など細菌による病気で、ウイルスによる病気にはまったく効果がないのです。

しかし、「風邪には抗生物質がよく効き、治りも早い」と信じて疑わない人が数多くいます。

風邪の症状と初期の肺炎の症状はよく似ていて区別が難しく、これこそプロである医者が責任を持って判断しなければならないのですが、今の医者の多くがその責任を

とろうとしません。

もし肺炎だったら困るから、みんなとりあえず抗生剤を出してしまうみたいなことをやっているのです。

一方で、「熱が出たから抗生剤をください！」という患者さんもものすごくたくさんいて、肺炎の見逃しを恐れた多くの医者が、患者さんに言われたとおり抗生剤を出します。そして、患者さんは家に帰って抗生剤を飲みます。

すると、翌日風邪の症状が治っちゃう。患者さんにそういう〝成功体験〟が過去にあるから、風邪をひくとすぐに「抗生剤をください」と間違った信頼につながっているのです。

そもそも風邪は、2、3日休養していれば薬なんて飲まなくても自然に治ってしまうものです。多くの風邪はどこかで治ってしまいます。それは薬の効果とはまったく関係ないのに、多くの人は、治りかけているタイミングで抗生剤を飲むから効いたと思い込んでしまうのです。

それに加えて、医者から「飲んだほうが早く治りますよ」と処方されて、治ったのは抗生剤のおかげとすっかり信用してしまうわけです。

そもそも抗生剤は、飲んだらすぐに効くような薬ではありません。2、3日かかって感染症をやっつけて徐々に効いていくものです。

それをみんな、風邪になったらまずは抗生剤と勘違いしているのです。これは薬を売りたい人の思うツボ、儲け主義の医者の思うツボだったりするわけです。

解決策としては、自分で勝手に判断しないでまともな医者に見てもらって、その医者に決めてもらうのがいちばんいいのですが、現実はそれも難しい。

僕は「抗生剤を出すかどうかはプロのこっちに任せてよ」と思うのですが、患者さんのほうが聞く耳を持たず、一方的に「とにかく抗生剤を出してください！」と言ってくるのです。「あなた、風邪の治療に関してはアマチュアだろう。勝手に判断しないでくれよ」というのが本音です。

実際、抗生剤は不要と言い切れない場合もあるのですが、これは不要と言い切れる場合も少なくありません。

先日も「必要ありません」と言っているのに、「先生、とにかく抗生剤を出してください！」という患者さんがいました。

でも、いくら説明しても「いや、私の場合は抗生剤を飲めば翌日必ず治るんです」とどうしても聞かない。「飲まなくても次の日よくなるから、今回は飲まないでいてみてください」と言ってもダメなんです。

儲け主義の医者や製薬メーカーが、こういう患者さんたちをつくってしまっているわけです。

抗生剤は風邪に効くという患者さんの誤解を利用して、抗生剤をどんどん出している医者も中にはいるでしょう。どうせ風邪は勝手に治るんだから、儲かるほうがいいので言われるがままに抗生剤を出しておこうと。

いい加減に思えますが、それならまだ救いがあります。出さないほうが儲かるようになれば、出さなくなるでしょう。

救いようがないのは、風邪に抗生剤を処方するのが本当に正しいと思ってやっている医者がいることです。これはもうどうにもならない。絶望的ですよ。不勉強以外の何物でもないですが、そういう医者はたくさんいます。

ここでもう一度はっきり言っておきます。

ウイルスが原因の風邪に抗生剤は効かず、薬には多かれ少なかれ副作用があります。でも、薬を飲まなければ副作用の心配はありませんし、薬を飲んでも飲まなくても、風邪が治るまでの時間は変わらないのです。

症状に対する治療を行なうのもいいですが、**休んで自然に治るのを待つ。**これなら薬による副作用も心配いりませんし、医療費もかかりません。これがいちばんの特効薬です。

薬に対する強い信仰心は日本特有なのか？

日本に限らず、海外でも薬に対する強い信仰心はあります。ただ、欧米なんかだと対策の立て方が違います。

たとえば、ヨーロッパで有名なのは、オランダの中耳炎のガイドラインの話があります。もともとヨーロッパは日本よりは抗生剤を使いませんが、オランダでは中耳炎に対

して、

「3日間は抗生剤を使ってはいけない」

というガイドラインがあります。なぜか？

それは、**中耳炎は何もしなくても3日以内に7割が治ってしまう**からです。このため、3日たっても治らないケースだけ抗生剤を使ってやっつけることにしたわけです。そうしたらオランダでは耐性菌が激減して、ものすごく中耳炎が治りやすくなりました。

でも、これはオランダを含めた一部のヨーロッパの国だけの取り組みで、たいがいは日本と同じように抗生剤をめちゃくちゃ使っています。

薬の処方に関して言えば、保険制度の違いによる縛りもあります。たとえばアメリカは無保険なので、低所得者層はどうしても薬の使用を控える傾向があります。逆に、お金持ちは抗生剤をばんばん飲む傾向にあります。

一方、日本は皆保険制度ですから、国民みんなに平等に処方されます。これが抗生剤の乱用につながっているのでしょう。だから、日本人だから薬をよく使うというよりも、制度的な面が大きいと思います。

風邪くらいでは休めない社会に問題あり！

ふつうに元気な人が風邪をひいた場合は、インフルエンザも含めて飲まなければいけない薬はまったくありません。なぜなら、前述したように風邪は2、3日寝ていれば勝手に治ってしまうからです。

でも、日本社会がそれを許さないんですね。風邪くらいで仕事を休んではいけないといった風潮が、社会全体に根付いているわけです。

それを如実に表しているのが、風邪薬のテレビコマーシャルでしょう。「風邪はひき始めが肝心！」「早くよく効く！」「忙しくて会社を休めないあなたに！」と、風邪が流行る時期になると朝から晩までテレビでコマーシャルが流れ続けます。電車内でも風邪薬の広告を山のように見かけます。

「風邪をひいても休めない異常な社会」

これは僕にとって重要なテーマのひとつで、言いたいことが山ほどあります。機会があれば風邪薬のコマーシャル分析とかやりたいところです。

こうした風邪薬のコマーシャルを筆頭に、さまざまな薬のコマーシャルが流されて、「どこか身体に変調があれば、早く薬を飲んだほうがいい」ということを世の中に根付かせてしまっているのです。

そして、コマーシャルでこれだけやっているんだから効かないはずがない、悪いはずがない、という思い込みや信仰めいたものが、人々の間にできあがってしまっているのだと思います。

あと、コマーシャルに出てくる人が「布団をかぶって寝ていたらそのうち治りますよ」といった方向ではなく、「薬を飲んだらスーツを着て会社に出勤しよう！」という感じのメッセージがどのコマーシャルにもありますよね。風邪くらいで寝ている場合じゃないと。

サラリーマンに対してだけでなく、お母さんに対してもそうですよね。薬を早めにきちんと飲んで、子供を安心させてあげなさい、みたいな。これはまさに洗脳ですね。

そして、風邪薬を飲めばすぐによくなるんだから、

「医者の出す抗生剤も飲んだほうがいい」

「血圧を下げるために降圧剤も飲んだほうがいい」

「糖尿病の薬も飲んだほうがいい」

とつながって、どんどん薬信仰が広がっていくわけです。

こうして日本は、おかしな構造ができあがってしまったのです。製薬メーカーが薬で儲ける仕組みを完全につくり上げてしまったわけです。

実際、風邪薬を飲めばすぐに熱も下がりますし、つらいせきや鼻水も止まって症状が治まりますから、そういう意味ではいいのでしょう。

でもその挙げ句、「風邪薬を飲んで会社に出てこい！」といった休めない社会をつくり上げてしまっているというのは、大いに問題があると思います。

何度も言うように、風邪は2、3日家で休んでいれば、薬なんか飲まなくても勝手によくなってしまいます。そして、ちゃんと治してから会社に出れば人にうつさなくてすみます。

でも、風邪が完全に治っていないのに薬を飲んで症状だけ抑えて無理して会社に行くものだから、風邪を人にうつして広げる原因にもなっているのです。そして、うつされた人たちもまた薬を飲んで出勤する……。

製薬メーカーの思うツボです。

薬を飲むときに押さえておきたい3つのポイント

治療にはいろいろな選択肢があり、「薬を飲まない」選択肢もあると同時に、当然、「薬を飲む」選択肢もあります。

後者の「薬を飲む」選択肢を選んだ場合に、押さえておきたいのが次の3つのポイントです。

①十分に効果が望めるか？……薬を飲んで効果がなければ飲む意味がありません。
②副作用が少ないか？……副作用ができるだけ少ない薬を飲むのは当然でしょう。
③薬価に見合っているか？……薬価に見合うかどうかは、効果の確実性や副作用の可能性を天秤にかけて判断します。

本来、この3つの条件に合致した薬を処方するのが医者の正しい姿です。しかし、現実にはそうなっていないと言わざるをえません。

たとえば、風邪や中耳炎の際によく処方される薬に、「フロモックス」という抗生剤があります。僕はこの薬を医者になってから一度も処方したことがありません。

なぜなら、フロモックスは風邪や中耳炎に対して効果が弱く、値段も1錠171円と、古いタイプのペニシリン（抗生剤）の3～5倍もするからです。

でも、多くの医者はフロモックスを処方しており、現実には抗生剤の中で日本でもっとも使われています。

もうひとつ例を挙げましょう。

風邪のときに処方されるロキソニンという薬があります。ロキソニンは、風邪を早く治す効果はないことが示されていますし、強い副作用が起こることもわかっています。

胃潰瘍は副作用の代表ですし、腎機能が低下し、最悪の場合には腎不全になって人工透析を受ける危険につながり、使用には十分な注意が必要です。

それにもかかわらず、ロキソニンは多くの医者が処方していますし、市販薬にも同名の薬があって薬局やドラッグストアで簡単に手に入れることができます（ロキソニンについては110ページで詳しく解説します）。

第 *1* 章
「根拠に基づいた医療」こそ信用できる

EVIDENCE-BASED MEDICINE

高血圧の患者が薬を飲まなくても、5年くらいなら9割の人は脳卒中を起こさない

高血圧の薬の効果は意外に小さいと前述しましたが、それについてもう少し詳しく見ていきましょう。

ここで考えたいのは、薬を飲んだ場合と飲まなかった場合で、合併症になる人の割合がどれくらい違ってくるのかということです。脳卒中を例に見ていきましょう。

みなさんは、70代で上の血圧が160以上の患者さんが、5年間薬の治療をせずに高血圧を放っておいたら、何%の割合で脳卒中になると思いますか？ 次の3つから選んでください。

①70%
②50%
③10%

70代の高血圧の人が薬を飲まなかったら、7～8割の人は脳卒中を起こしてもおかしくないと思いませんでしたか？

または、少なく見積もっても、半数の患者さんが脳卒中になるだろうと思いませんでしたか？

しかし、正解は①でも②でもなく、③なのです。

なお、70代で血圧が正常値な人でも、5年間に3％の割合で脳卒中を起こします。

この結果から言えることは、

「70代の高血圧の患者が5年間、薬の治療を受けず放っておいても、脳卒中を起こす確率は10％である」

ということです。裏を返せば、

「70代の高血圧の患者が5年間、薬の治療を受けず放っておいても、90％の人は脳卒中にならない」

ということにもなります。

高血圧の薬を飲んでも、脳卒中を減らせるのはわずか4％

では、70代の高血圧の人が薬を飲んだ場合、脳卒中を起こす割合をどの程度抑えられるのかというと、答えは6％くらいです。

薬を飲まずに5年間放っておくと、脳卒中を起こす割合は10％になります。これに対して、薬を飲むことで6％に減らせます。つまり脳卒中の発症率を4％減らせるわけです。

この数字は次のように別の見方もできます。

・薬を飲まない人は10％、薬を飲む人は6％が脳卒中を起こす
・薬を飲まない人は90％、薬を飲む人は94％が脳卒中を起こさない

なお、これは70代の１６０以上の高血圧の患者さんを対象にした研究ですから、もっと若い人たちを対象にすれば、薬を飲んでも飲まなくても、脳卒中になる危険はもっと減るでしょう。

さらに、血圧が１４０程度の軽症の人たちを対象にすれば、脳卒中になる危険はさらに小さくなり、治療効果は少なくなるでしょう。

以上のことから僕が強調したいのは、

「向こう5年間、高血圧の人が血圧を下げる薬を飲まなくても、脳卒中にならない人のほうが圧倒的に多い」

ということです。

だからと言って、「薬なんて滅多に効かない。飲む必要はない」と言っているわけではありません。脳卒中を減らす割合は低くても、全体では、薬を飲むことで脳卒中を予防できる人もいます。

また、別な見方をすれば、仮に70代で１６０以上の高血圧の患者が１００万人いるとして、薬を飲まなければ10万人脳卒中になるところを、薬を飲むことで6万人に減らせるとしたら、薬のおかげで4万人が助かることになります。

医者に言われるがままに治療を受けるのではなく、自分自身で「どうしたいのか」を考えてそれを医者に話し、相談して決めるのがこれからの医療のあり方だと僕は思っています。

治療にはいろいろな選択肢があり、「薬を飲まない」というのも選択肢のひとつであることを知ってほしいのです。

なお、このような数値データは、**「ランダム化比較試験」**と呼ばれる方法で行なわれた研究から導き出されたものです。これは、薬の効果を検討するうえでもっとも優れた方法とされています。

ランダムというのは「でたらめに、何の規則性もなく」ということです。コンピュータででたらめな数字を発生させ、その数字によって薬を飲むグループと飲まないグループを決めます。

なぜこのような方法をとるのかというと、単に薬を飲んだグループと飲まないグループを比較するだけでは、薬の効果がわからないからです。

たとえば、薬を飲むグループの平均年齢が50歳で、タバコを吸う人が一人もいなかったとします。これに対して、薬を飲まないグループは平均年齢70歳で、全員がタバコを吸う喫煙者だったらどうでしょうか?

治療に関係なく、後者の薬を飲まないグループのほうが早死にする確率は高くなるので、薬の効果は読めません。

つまり、2つのグループで治療効果を判断するときには、薬を飲む、飲まない以外の、年齢や喫煙、肥満度などほかの因子が同じでなければならないのです。

該当の薬以外の因子が同じであることを保証するために、薬を飲むグループと飲まないグループをでたらめに分ける必要があり、その方法として「ランダム化」が行なわれるのです。

2つのグループで異なるのは、薬を飲むか飲まないかだけということになり、ランダム化比較試験の結果の違いは、薬の効果であると言えるわけです。

本書で取り上げる治療効果についての**「エビデンス」（人間を対象に行なわれた臨床研究の結果があること。つまり根拠があること→72ページ参照）**は、ほぼこのランダム化比較試験の結果か、そのランダム化比較試験を複数まとめたメタ分析と呼ばれる研究成果に基づいています。

糖尿病の薬を飲んでも、合併症を防げるのはほんのわずか

高血圧の薬を飲んでも脳卒中を予防する効果は低いわけですが、糖尿病についても同じことが言えます。

糖尿病も高血圧と同様に、怖いのは合併症です。代表的なものに「糖尿病性網膜症」と「糖尿病性腎症」があります。

「糖尿病性網膜症」は、目の中の網膜が障害を受け、視力が低下する病気です。進行すると治療が困難で、最悪の場合は失明に至ります。

一方の「糖尿病性腎症」は、腎臓のろ過機能を担う糸球体が損なわれる病気です。腎臓の働きが徐々に悪化し、むくみや血圧上昇、さらには腎不全に移行するケースもあります。こうなると人工透析が欠かせなくなります。「糖尿病性腎症」は人工透析

の最大の原因疾患です。

これらの合併症を予防するために、糖尿病では血糖値をなるべく正常値に近づけようとしてたくさんの薬が使われます。そうすれば血糖値は下がります。数値が下がれば患者さんは「これで安心」と思うでしょう。

でも、安心ではないのです。血糖値が下がったとしても（１～２カ月の血糖の平均値を示すＨｂＡ１ｃという指標を１％減らした場合）、網膜症や腎症という糖尿病特有の合併症が完全になくなるわけではありません。割合で言うと、１００人の合併症の患者さんを80人に減らす程度の効果にとどまります。

さらに糖尿病は、脳卒中や心筋梗塞とも深い関わりがあり、そのリスクを減らすために血糖値を下げる薬が使われますが、これに関しては血糖値を下げる薬を飲むことで、

・心筋梗塞は100人が90人に減るレベル
・脳卒中についてはほとんど減らない（つまり効果なし）

ということが、多くのランダム化比較試験をまとめた論文で示されています。

たくさんの薬を飲んで血糖値を下げても、合併症がそれほど減らないのであれば、多少血糖値が高くても、できるだけ少ない薬で治療したり、いっそ薬を飲まないという選択肢もあると僕は思っています。

しかし、合併症予防に関するデータを知らず、血糖値を下げることに何の疑いも持たない医者は薬を多用し、また患者さんの頭にも「合併症を防ぐには血糖値を下げることが大事」という認識があるため、大量の薬の使用を当然として受け入れる人が少なくありません。

薬で血糖値を下げ過ぎて死に至るケースもある！

合併症を防ぐために血糖値を下げることを盲目的に信じて大量の薬をよしとすると、恐ろしい事態になりかねません。

薬で無理やり血糖値を下げると、重症の「低血糖」の危険が2～5倍に高まることがわかっているのです。

低血糖とは、血液中のブドウ糖が少なくなり過ぎた状態を指します。低血糖がまねく症状を詳しく説明しましょう。

正常の血糖値は70㎎／dl以上で維持されているのですが、正常の数値以下になると、異常な空腹感や動悸、震え、冷や汗などが起きます。夜間であれば寝汗をかいたり、怖い夢を見るケースもあります。

この状態を放置して血糖値が50㎎／dlを下回ると、頭痛、めまい、吐き気など中枢神経の働きが落ち、さらに30㎎／dl以下になると意識レベルが低下し、場合によっては昏睡状態から死に至るケースもあります。

血糖値は低ければ低いほどいいわけではありません。高血糖は多くの場合、緊急の処置を必要としませんが、低血糖はつねに緊急の糖分の補充が必要です。

合併症を防ぐために薬を飲んでいるつもりが、低血糖をまねき、緊急の処置を必要とする深刻な事態に陥るとしたら、納得がいかない人は多いでしょう。

加えて、血糖値を下げる薬のインスリンは、１日数十単位で使えば数百円かかります。

そのほかの薬も、最新薬では1錠当たり250円を超えるものもあり、合わせて5年、10年と使い続ければ医療費は莫大な金額になります。

多くの薬を飲んで血糖値を正常にしてそれに見合った効果が期待できるなら、高い医療費も仕方ないと思いますが、現実には効果は意外に小さく、逆に低血糖のような副作用の危険が増していくのです。

血糖値を下げる方法には、薬だけでなく食事療法や運動療法もあります。薬を飲むことに比べると食事や運動で血糖値を下げるのは大変ですが、効果があるのは明らかです。

とくに肥満型糖尿病の人は、食事と運動による治療がいちばん大切で、そこをおざなりにして薬だけに頼ると体重が増えて、薬の効果は相殺《そうさい》されてしまいます。

タミフルを飲んでも、たった1日回復が早まるだけ

風邪は薬を飲まなくても、2、3日休んでいれば勝手に治るということはすでに話

しました。では、インフルエンザはどうでしょうか？

インフルエンザが流行すると、新聞やテレビのニュースで大々的に取り上げられます。それを見た人は「インフルエンザ＝怖い」と感じて、症状が出たらすぐに病院に行って薬を処方してもらおうと考えます。


この選択は正しいように思えますが、これにも疑問符がつきます。

確かに、インフルエンザはふつうの風邪と違っていきなり40度近い高熱が出たり、ふつうの風邪がくしゃみや鼻水、のどの痛みが主な症状なのに対して、これらの症状に加えて頭痛や関節炎、筋肉痛、倦怠感《けんたいかん》などの症状が身体全体に及びます。このためより厄介で恐ろしい病気と思われがちですが、そうでもありません。

なぜなら、

「ほとんどのインフルエンザはふつうの風邪と同じく、自然に治ってしまう」

からです。

ごくふつうに健康な人がインフルエンザに感染した場合、ほとんどの人は薬を飲まなくても3、4日で熱が下がり、平均すると1週間ほどで症状がなくなって治ってしまいます。

インフルエンザの治療薬としては、タミフルが広く知られています。数年前の報道で大きく取り上げられたように、奇声を発したり窓から飛び降りるなど、10代の異常行動の原因が「タミフルの服用によるものではないか？」と問題視されました。

現在、10代には原則使ってはいけない薬となっています。

最近では、タミフルとの関連性を否定する研究結果も出ているものの、いまだ議論の余地が残ります。また、10人に1人くらいの割合で吐き気や嘔吐《おうと》などをまねくことがわかっています。

こうした副作用をうすうす感じていながらも、タミフルを服用する人、わが子にタミフルを服用させる保護者は後を絶ちません。

その背景には、「インフルエンザは薬を飲まなければ治らない」「タミフルさえ飲めばインフルエンザは早く治る」といった思い込みがあるからではないでしょうか？

でも、前述したように、通常のインフルエンザは薬を飲まなくても、平均すると1週間ほどで自然に治るのです。

あるランダム化比較試験をまとめたメタ分析では、ふつうの大人や子供がタミフルを服用した場合、高熱やせきなどのインフルエンザの症状が消えるのが、タミフルを飲まない場合と比べて約21時間短縮されたと報告されています。つまり、タミフルを飲むことで約1日症状が早く回復するだけです。

・タミフルを飲めば、６日間で症状がよくなる
・薬を飲まなくても、７日間で症状がよくなる

読者のみなさんは、どちらを選択しますか？　わずか1日の差で副作用があるかもしれない薬を飲むか、それとも薬を飲まずに副作用の心配から解放されるか……。答えは自ずとわかるでしょう。

ただし、注意しなければならないのは、以上はふだん健康な人がインフルエンザにかかった場合です。

乳児や妊婦、透析患者や抗ガン剤で治療中のガン患者など、免疫力が低下している人がインフルエンザにかかると急速に症状が悪化して最悪死に至ることもあり、この場合は、タミフルなどの抗インフルエンザ薬の投与も考える必要が出てきます。

これについては医者とよく相談してください。

「根拠に基づく医療」で患者一人ひとりにベストな治療を目指す

医療の世界に「EBM」という言葉があります。**EBMとは「Evidence-based medicine」の略で、「根拠に基づいた医療」**と訳されます。僕は臨床の現場で、20年以上にわたって根拠に基づいた医療を実践してきました。

このEBMの考え方を簡潔に説明すると、

「もっとも信頼できる情報を踏まえて、個別の患者に対して最善の治療を行なうこと」

です。

信頼できる情報には臨床試験のデータを報告した論文などがあり、そうした明確な根拠に基づいて医療を行なうことを行動指針にしています。

患者側からすると、医者が根拠に基づいて医療行為を行なうのは当然のことと思うでしょう。しかし実際には、明確な根拠がないまま医療行為が行なわれるケースが実に多いのです。

これまで述べてきたように、「風邪に不要な抗生物質を処方する」「高血圧患者に効果が疑問視される値段の高い薬を処方する」というのがそうです。

また、領域を問わず病気を早く治す、予防するといった効果があるかどうかわからない薬がたくさん使われています。

一方、ＥＢＭでは臨床試験のデータなど根拠を重視していますが、単純にデータを患者にあてはめればいいというわけではありません。データはあくまで統計上の平均値です。

同じ病気でも、個々人の年齢、性別、体型、生活環境、病気に対するとらえ方が違えば、当然病気に対する対処の方法も違ってきます。

ですから、そういった情報収集にも努めて、患者一人ひとりにベストな治療方針を導き出すことに主眼を置いています。

患者の話に耳を傾け、そこにエビデンスも付け加えて患者に応じた医療を行なうことは、今の医療現場で何より大切だと思います。

医者はつねに「自分は正しい」という思い込みが激しい職業

ＥＢＭ実践の創始者であるデヴィット・サケットは、

「医者はとにかく医療が役に立つと思いやすい。だから医者の言うことは気をつけたほうがいい」

と語っています。

そして、医者が医療を有効だと思い込む理由について次の4つを挙げています。

①勝手に治る病気を治療して有効だと思い込む
②どうやっても死んでしまう病気に、有害なことをして最善の治療をしたと思い込む
③治療を受ける人は受けない人に比べて、もともとよくなりやすいのを治療のせいと思い込む
④権威やその道の達人のやることはいいことだと思い込む

①は、安静にしていれば自然に治る風邪やインフルエンザに対して、薬を投与するような状況です。薬を出したタイミングで患者が回復するため、よくなったのは薬や医療行為のせいだと思い込むのです。

②は、何をやっても死んでしまうような病気の場合、害のある治療であっても、有効な治療と勘違いしやすい現実を示しています。

たとえば、死亡率が90％の状況で、死亡率50％の危険な薬を投与しても、誰もその危険性に気づかず、みんなよかれと思い込んでやり続けるといった状況です。

③は、検診が端的な例です。検診をよく受けるような人は、日常生活でもいろいろと健康に気をつかっています。そのため、病気もなく長生きするわけですが、これを検診のおかげと勘違いしやすいような状況を指します。

④は、医者は権威ある立場にありその道のプロです。だから、医者のやることは正しいと信じて疑いません。最後のこの状況こそ、医療が役に立つという最大の思い込みでしょう。

医者は以上4つの状況に陥りがちで、医療の判断を誤ります。医者にはこういった側面があるということを、みなさんも頭に入れておくべきだと思います。

患者は医者や薬に対してもっと疑いの目を持つべき！

僕も含めて、医者が患者の病気に対してすべて正しい判断ができるというわけではありません。

残念なことですが、無意識にせよ、意図的にせよ、判断を誤って薬を処方する医者は数多くいるというのが実情です。

また、医者の勉強不足や思い込みによる間違った判断ということもありえます。そんな無知な医者の言いつけどおりに薬を飲んでいたら、ひどい目に遭わされるのは患者さんたち自身です。

では、どうすればいいのでしょうか？

医者に判断を委《ゆだ》ねられないのであれば、診断を受ける患者さん自身が薬や医療について、それなりの知識を身につける必要があるでしょう。

本書はその手引き書として、みなさんに〝最善の情報〟を提供するように心がけました。

「医療現場では、今どのようなことが起きているのか？」
「薬とどう関わっていけばいいのか？」
「医者から処方されたその薬は、本当に飲む意味があるのか？」

そして、**あなたが処方されたその薬は、7割以上は公費でまかなわれている**ということも、頭の片隅に入れておいてもらえればと思います。

第2章
常識を信じているとバカを見る

EVIDENCE-BASED MEDICINE

高価な新薬より古い薬のほうが、値段も安く効果が高いものが多い

新しい薬と古い薬とでは、「新しい薬のほうが効果が高い」と思っている人は多いでしょう。また、「高価な薬ほど効果が高い」と思っている人も多いと思います。

しかし、事実は異なります。**新しい薬の効果には疑問符がつき、むしろ古い薬のほうが効果が高いことが少なくありません。しかも、古い薬は値段が安いという魅力も兼ね備えています。**

新しい薬の場合、効果があるのかないのかは正直わかりません。にもかかわらず患者に処方されているとしたら怖い話です。

血圧の薬を例に話を進めます。血圧の薬は3カ月という短い期間の研究で、「血圧が下がった」というデータのみで認可されます。

高血圧で薬を飲むのは、血圧を下げることが目的ではありません。その先にある脳

卒中や心筋梗塞、心不全などの将来起きるかもしれない合併症を予防する効果を求めて飲むのです。

でも、新しい薬は「血圧が下がった」というデータのみで認可されるため、脳卒中などの合併症を予防するのかどうかわからないままに臨床現場で使われ始めます。

そこで、新薬を売りたい製薬メーカーは、「腎臓を保護する」「心臓の筋肉を保護する」など、短期間で評価できるデータを持ち出して宣伝します。

肝心な脳卒中などの予防効果を示せない代わりに、目を引きそうなデータでごましているとしか思えません。

一方、古い薬の場合はどうでしょうか？

古い薬は認可を経てから臨床現場で長く使われています。そのため、血圧を下げるだけでなく、脳卒中などの予防効果が示されています。また、副作用についてもよく検討されています。

新しい薬は効果がよくわからず、副作用もよくわからない。それでいて値段が高いのなら、効果も副作用もはっきりしていて値段も安い古い薬のほうが、安心かつ安全なのは明らかです。

しかし、今日の医療現場では、新しい薬が選ばれています。その陰には、製薬メーカーの宣伝力や製薬メーカーと専門医や学会との癒着《ゆちゃく》（149ページ参照）があるのです。

多くの医者が製薬メーカーに勧められた薬を言われるがまま患者に処方している

診察をすれば医療費は入りますが、薬をたくさん出したからと言って、医者が儲かるわけではありません。薬に関して言えば、あくまで儲かるのは製薬メーカーや調剤薬局です。

「それなら医者は、患者のためになるべく薬を出さないようにしたり、効果が同じなら、高い薬ではなく安い薬を出せばいいのでは？」と思う人もいるでしょう。

これに関しては、本当のプロの医者が少ない点が大きいですね。つまり、多くの医者が思考停止というか、何も考えていないのです。

そもそも、安い薬は製薬メーカーが宣伝しないので、選択肢の中に入ってこないのです。

降圧剤でいうと、降圧利尿薬というのはだいたい1錠10円で格安なのです。しかし、そんな安い薬を売っても利益率が悪いですから、製薬メーカーはどこも勧めず、その何倍もする高い薬ばかりを勧めるのです（ちなみに、値段が何倍もするからと言ってそれに比例して効果も上がるのかというと、ほとんど効果は変わりません）。

それでも最近は、安い薬を使う傾向にはなってきています。利尿薬はもともと安いですし、カルシウム拮抗薬、ＡＣＥ阻害薬もジェネリックにすると安い薬がたくさんあります。

これは、不景気の影響や患者もインターネットなどで調べて情報通となり、効果がそんなに変わらないのなら安い薬を処方してほしいという人が増えて、高い薬より安い薬を使う方向にシフトしているからでしょう。

しかし、これまで延々と製薬メーカーが宣伝する高い薬を使ってきた歴史がありますから、医者側の処方行動はあまり変わりません。

薬は症状を抑えるだけ。完治することなどない

みなさんは、なぜ薬を飲むのでしょうか？

「風邪をひいたから」「糖尿病や高血圧などの持病を持っているから」といった声が聞こえてきそうですが、**はっきり言うと、病気は薬で完治なんてしません。**

何度も言うように、風邪は放っておけば自然に治るものです。風邪薬は症状を無理矢理抑えているだけです。

糖尿病や高血圧など慢性疾患の薬はたいして効果がありませんし、飲めば死亡率が劇的に下がるなんてありえません。だって、そもそも人は死亡率が１００％なんですから。

そりゃ「60代で寝たきりになってしまうのは避けよう」といった視点は大事ですが、薬を飲めば長生きできるなんて不老不死みたいにつながっていくものだから、わけがわからないことになってしまっているのです。

病気は薬で完治なんてしません。たとえ治ったところで、再発の危険や違う病気にかかるわけです。

たとえば、早期ガンで見つかって根治手術ができて、５年間生きれば５年以降に再発するようなことはないと主治医に言われたりしますが、別のところに新たに別のガンができる可能性からは逃れられません。

人の身体は、一個一個の病気が完治したとしても、また別の病気になる可能性があるわけです。全部の臓器をとれば病気にはならないけど、生きてはいけませんしね。

でも、多くの患者さんが、

「薬を飲みさえすれば病気が治って長生きできる！」
「検査して悪いところを早く見つけなければ！」

といった考えに陥っているフシがあります。

実際、毎年人間ドックに入ってはしからはしまで念入りに検査する患者さんがたくさんいます。

そのたびに小さな異常がいろいろと見つかって、その後半年くらい精密検査を受け続ける、なんてケースもたくさんあります。

一種の安心材料にはなるんでしょうが、検査の精度が上がれば上がるほど細かないろいろな異常を見つけられますから、異常がまったくなく安心できるという人は少なく、何らかの異常が見つかってより不安になります。

それに対して、余計な検査をして余計な薬が出てとなるのですが、**薬を飲まなかったり、検査をしないほうが結果的によかった**というケースはいくらでもあります。そのほうがお金もかからないし薬の副作用の危険もないから、メリットが大きかったりします。

薬を飲んで症状を抑えたことで、別の重大な病気を見逃す危険もある

薬で症状を抑えると、重大な疾患を見落とすリスクもあります。これは風邪が典型

的な例です。

解熱剤とかせき止めをがんがん使って症状を抑えている間にまったく治っていなくて、さらにこじれていよいよ具合いが悪くなる……。そういう症状を抑える薬には治す効果がないばかりか、むしろ重症化を見逃して、治りを遅くするような逆の効果があります。

本来、「症状を抑えるだけの治療」と「原因を断つ治療」とをちゃんと区別して考えなければいけません。

だから、肺炎になって抗生物質を使うのは、もとの原因をやっつける治療として必要です。

逆に、風邪でせき止めを使うとか熱で解熱剤を使うのは、治す効果は全然ないわけです。症状を抑えているだけですから。そういうことをやっている間に無理して働いてこじらせてしまう、といったことはすごく多いのです。

あと、本人は風邪だと思って風邪薬を飲んで症状を抑えていたら、本当は腎盂腎炎《じんうじんえん》で、敗血症になって死んでしまうということもあります。

どんな病気も、初期の頃は風邪のような症状が多いから、つい風邪かと思って市販

の風邪薬を飲んで症状を抑えてしまい、治った気になって風邪ではない病気を見逃してしまうケースもあります。

重大な病気のサインを見逃さない

とにかく風邪の症状が出たら、薬を飲まないで寝ていて、勝手に治っていくかどうかを見ていたほうがいいのです。そうすれば、風邪以外の病気だったときに見逃さずにすみます。

この場合、今までの風邪にあったような症状で、だんだん悪くなるわけではないのであれば、そのまま2、3日様子を見て症状がよくなったら、医者にかからなくても大丈夫です。

逆に、薬を飲まないで休んでいて一向に治らなかったり、昨日よりさらに症状が悪くなっていると感じたら別の病気を疑って、そこではじめて医者にかかるようにするのがベストです。

ただし、風邪の治療が得意な医者にかからないと意味がありません。ここで医者に行って「ただの風邪でしょう」なんて誤診断されて、しこたま風邪薬を出されたら元も子もありません。

最近話題になる「家庭医」、「総合診療医」は風邪の専門医です。

なお、「なんかヘンだぞ、病気かな」と思ってその症状が、

①突然起こり、
②今までにないような症状で、
③徐々に悪くなる

といったときは、ただの風邪だとは考えず、医者にかかって受診することをお勧めします。

急に具合いが悪くなって、これまでにない症状で2、3日のうちにだんだん悪くなるというケースはそう多くなく、重大な病気のサインかもしれません。このようなときこそ率先して医者に診てもらうのが賢明です。

「とりあえず薬を……」という医者はそもそも疑ってかかれ！

薬をたくさん出す医者にろくな医者はいません。それは間違いありません。

たとえば、風邪で医者にかかったときに、５種類も６種類も薬を出すような医者は何も考えていないし、何も勉強していない証拠です。ちょっと勉強していれば、そんな恐ろしいことはふつうできませんよ。

とくに高齢者は、風邪薬で具合いが悪くなる人が多いのです。たとえば、風邪のときの痛みや熱に対して使うロキソニンSなんてテレビでがんがんコマーシャルをしていますが、副作用で胃潰瘍になって出血したり、腎臓が悪くなって入院している高齢者はたくさんいます。

鼻水止めの薬の抗ヒスタミン剤も、ちょっと前立腺が大きくなっている老人が飲むと、副作用でおしっこが出なくなったりします。本当にひどいものです。

ただ、悪くなる割合としては、抗ヒスタミン剤を１００人が飲んで、実際におしっこが出なくなるのは1人いるかいないか。ロキソニンを飲んで実際に腎不全で入院する人は1000人が飲んで数人だったりするので、見えにくかったりするのです。「わしゃ飲んでいるけど何ともない」という人や、実際に「熱が下がってよかった」という人も多くいます。

でも、そもそも風邪は放っておけば治りますから、薬を飲んだせいで1000人のうち数人の割合であっても副作用が出て胃潰瘍や腎不全になっているのですから、これは大変な問題です。

そうかと思えば、子宮頸ガン予防のためのパピローマワクチンの副作用が深刻だとニュースでバンバン流れますが、本当は逆なんです。

薬の副作用に比べたら、ワクチンの副作用なんか割合はもっと少なくてめちゃくちゃ安全ですよ。しかもワクチンは効果が絶大です（120ページも参照）。

そりゃ、不幸にも副作用が出て苦しんでいる人は気の毒ですが、ワクチンを打つことで助かる人が何千、何万人といるのです。

とにかく、薬を山のように出したり「風邪だから、とりあえず抗生剤を出しておきましょう」なんて平気で言う医者はすぐに替えたほうがいいでしょう。

薬は極力出さない医者こそまともだが、世間はそれを認めない

薬は、とにかく少なければ少ないほどいいのです。医者にとっても最低限の薬で治療するというのはものすごく大変な仕事です。

- **その薬が本当に効くのか？**
- **患者にとって本当に処方する意味があるのか？**

よく吟味《ぎんみ》しなければなりません。

だからこそ、様子を見ましょうと薬を出さなかったり、最低限の薬で処置してくれる医者は、患者のことを思ってくれている証拠です。

対して「とりあえず薬を出しておきましょう」という医者はダメ。そんな医者は効くか効かないかに関係なく、この薬は保険で認められているからと、とにかく使って

しまうのです。

薬はめちゃくちゃ認可されていますけど、何のために認可されているのかわからない薬が山のようにあります。その典型が粘膜保護剤と言われる胃薬です。鎮痛剤に胃薬を付けて出す医者がよくいますが、胃薬は何のために効くのかほとんどわかっていません。

胃薬に関して言えば、患者のほうから「薬で胃があれるから、胃薬も出してください」と言ってくるケースもよくあります。繰り返しますが、**多くの胃薬はどう効いているのかほとんどわかっていません。**

僕は、１個目の薬の副作用に対して、２個目の薬が確実にブロックするようなことがあればそこではじめて考えますが、最初から風邪薬に胃薬をプラスするなんてことは絶対にしません。

でも、僕が「胃薬なんかやめたほうがいい。それどころか、風邪薬そのものをやめるべきです」と言ったり、熱のある人に抗生剤を出さないなんてことをすると、患者さんのほうがヘンな顔をします。

「えっ、なんで抗生剤出さないんですか?」「なぜ胃薬付けないんですか?」「それでもあなた、医者ですか?」と。

別の医者があまりに抗生剤や胃薬をバンバン出すものだからそれが当たり前となって、僕の医療行為はプロがすることだと認識されないのです。

ふつうに考えれば、薬を1種類飲むのと2種類飲むのとでは、どちらが副作用の危険が高まるのかという単純な話なのですが……。

患者は躊躇せず、積極的に医者に質問しよう

みなさんが病院にかかるとき、処方される薬について医者にあれこれ質問する人は少ないと思います。指示に従うだけというのがふつうでしょう。

これでは、その薬がどんな効果があるのか、どんな副作用があるのかわからず、医者の言いなりで、帰宅後薬を飲むことになります。

「医者が処方する薬に意見を言うなんてできない……」と気おくれする人もいるかも

しれません。でも、質問するのは悪いことではありません。むしろ、医者の言いなりになるのではなく、処方される薬について積極的に聞いて、納得して使用することが大切です。

では、どんな質問をすればいいのでしょうか？　以下はその一例です。

・その薬を飲むことでどのような効果があるのか？
・副作用はないのか？
・値段はいくらなのか？
・もっと効き目がはっきりしている古くて安い薬はないのか？

このような質問に対して、誠実に向き合ってくれる医者は信頼できます。逆に、そんなことは知らなくてもいいとばかりに答えをはぐらかしたり、嫌な顔をするような医者は問題ありです。

医者への質問を躊躇する必要はまったくありません。疑問点や納得がいかないことがあれば、どんどん質問するようにしましょう。

毎日10種類以上の薬を飲んで平気だなんて、よっぽど身体が丈夫な証拠

高齢の患者さんの中には、ふだんから高血圧の薬やらコレステロールを下げる薬やらを10種類くらい飲んでいて、さらに風邪をひくたびにプラス5つを1週間分もらって飲んでいる、みたいな人がたくさんいます。

それでも薬の副作用が全然出てこないで生きているんだから、この人はよっぽど丈夫なんだなあと感心します。

ただ、この人たちは薬を飲まなかったらもっと元気なはずです。それに、薬をしこたま飲むことでものすごいコストもかけています。その分を違うことに費やせば、人生もっと有意義で楽しいのになあと思います。

これは、製薬メーカーに薬を飲むこと自体を楽しみにさせられてしまっているんですね。おしゃれなピルケースなんて持ち歩いて、ある意味犠牲者です。

でも、本人が幸せだからいいとかよく言いますが、そのために健保組合が破綻《はたん》して

いるわけですし、国の医療費が破綻する方向に向かっているわけですから、やはりこれは問題です。

そういうことを言い出すと、高齢者をないがしろにしているとか反論がきそうですが、日本は高齢者対策が手厚すぎます。

「公費でまかなっている高齢者の薬を早急に減らす」

これこそが国の役割だろうと僕なんか声を大にして言いたいです。

高齢者の健診もやめたほうがいいです。そして、その浮いたお金をこれからの日本社会を担う若い世代に回すべきだと思います。

うがい薬より水でうがいをしたほうが、より効果が高い

薬の効用を正しく理解することも重要です。前述しましたが、風邪の薬には症状を

抑える効果しかありません。解熱剤やせき止めを飲んでも症状を抑えられるだけで、風邪そのものが治っているわけではありません。

だから、風邪薬のテレビコマーシャルで言っている「薬を飲めば早くよく効く」というのはまっかなウソ。風邪を早く治す薬なんてこの世に存在しません。

たまに「風邪薬には風邪を予防する効果はあるのですか？」という質問を受けることがありますが、言うまでもなく答えはノー。予防効果はまったくありません。風邪薬は風邪の症状を抑えるだけですから、症状がないときに飲むと副作用の危険にさらされるだけです。

風邪の予防と言えば、うがいや手洗いを思い浮かべるでしょう。うがいの予防効果については興味深いデータがあります。２００５年に京都大学が行なったランダム化比較試験です。

この研究では次の３つにグループを分けて比較して、うがいと風邪予防の関係を明らかにしました。

①うがいをしないグループ
②「水（水道水）」でうがいをするグループ
③「うがい薬」でうがいをするグループ

この3つのグループの風邪をひいた人数を調べたところ、①のうがいをしなかったグループでは100人が風邪をひいたとすると、②の水でうがいをしたグループは64人にとどまりました。これは、①のうがいをしないケースと比較して風邪を40％近く予防したことになります。

さて、気になるのは③のうがい薬でうがいをしたグループがどうなったかですが、うがい薬は殺菌効果があるので、いちばん風邪の発症を抑えられたのだろうとみなさん考えるでしょう。

しかし、結果は違いました。③のうがい薬でうがいをしたグループは、①のうがいをしなかったグループより風邪をひいた人数はやや少なかったものの（うがいなしで100人が風邪になったとしたとき、うがい薬では89人）、②の水でうがいをしたグループほど明確な効果は見られませんでした。

要するに、**風邪予防はお金を出してうがい薬を買うまでもなく、水道水でうがいをするのがもっとも効果的**ということです。

なお、この研究で実施された②の水のうがいは、1回15秒以上のうがいを3セット、1日3回行なうというものです。

身体に異変があって心配するのは、多くは〝取り越し苦労〟

ちょっと具合いが悪いくらいで、わざわざ病院に来ることはないというのが僕の本音です。でも現実には、ちょっとした熱や痛み、違和感などで「何か深刻な病気の兆候ではないか……」と心配になって病院に来る人が多くいます。

病気は早期発見、早期治療が重要な部分があるのは確かです。でも、診てもらったらまったく問題がなかったというケースはすごく多いのです。

それを示したデータもあります。聖路加国際病院院長の福井次矢《ふくいつぐや》先生が調査を行なったもので、

「1000人のうち、1カ月間にどのくらいの人が体調の異常を訴え、最終的に医療機関にかかるのか？」

をテーマに調べた結果です。

これによると、1ヵ月間に体調不良を訴えたのは1000人中862人。そのうち医療機関を訪ねたのは307人。そして、入院が必要と判断されたのはわずか7人でした。

この数字を詳しく見てみると、307人中300人は入院が必要なかったということで、病院にかかった人の大部分が〝取り越し苦労だった〟ということです。医療機関にかかる必要がなかったり、かかるとしても入院施設のないクリニックを受診すればよかったわけです。

一方、体調不良のあった862人中555人は医療機関にかからなかったわけですが、その選択は間違っていなかったと言えるでしょう。

どちらにせよ、**大部分の人は病院に行くまでもなかった**ということです。

熱や痛みなど何か少しでも身体に変調があると、心配になって重大な病気を疑いたくなりますが、このデータが示すように、結果的には取り越し苦労に終わるケースが圧倒的に多いわけです。

重大な病気が潜んでいるケースというのはごくまれです。軽い症状であれば病院には行かず様子を見て、自然によくなるようならまず心配いりません。

もっと言えば、病院に行くまでもない症状なのに病院に行ってしまうと、ロクなことがありません。

病院に行けばまず検査を行ないます。検査はさまざまな可能性を考えて幅広く実施されるため、あらぬ病気の疑いをかけられることもよくあります。そして、今は検査技術が発達しているので、ごく小さな変化も見逃しません。**過剰診断の危険が増す**わけです。

こうして、**放っておけばいいごく小さな病気まで見つけられてしまって病気のレッテルを貼られ、飲まなくてもいい薬を飲まされて、薬漬け、検査漬けにされてしまう**のです。

患者側もこのことをよく考えて、病院に行くかどうかを決めるべきだと思います。

医療も薬も一切拒否して亡くなっていった老人の潔さ

患者の側にもパブリックな考え方が必要だと思います。実際、過度な医療費増大で医療破綻が現実味を帯びてきているわけです。

仮に、薬を飲めば脳卒中を5年後に先延ばしできるとしましょう。でも、高齢になった自分をそのような状況においたとき、

「その5年間で、自分は世の中に対してどうしようと思っているのか？」

「医療費や年金を使うだけじゃないのか？」

「社会に貢献できないのなら、早く死んだほうがいいんじゃないのか？」

「自分が使わなかった医療費や年金が若い世代に使われるなら、そっちのほうがよほどよい生き方じゃないのか？」

こういうことを自分自身に問いかけたいですね。高齢者は怒るでしょうけど……。たとえ有効な治療があったとしても、こういうふうにみんなが考えることが大事だと思うのです。

だから、本当は、患者は無駄な薬を飲まされたとか、薬が効くか効かないかといった話はあまり関係ありません。「どうでもいい」とすら思います。薬以外にも多くの重要なことがあるからです。

どんなに有効な治療や効く薬があったとしても、その位置づけはものすごく小さいですから。むしろ、早く死ぬことで大きなことが成し遂げられるとか、治療を拒否することで何かを成し得る道があまりに閉ざされていて、やりきれないという面があります。

ときどき、医療を一切拒否して潔《いさぎよ》く亡くなっていく人がいますが、そういう人を見ると猛烈にインパクトがあって、ずっと印象に残っています。

第3章
恐ろしい副作用を知れば、薬なんてむやみに飲めない

EVIDENCE-BASED MEDICINE

薬には多かれ少なかれ副作用がある

薬を飲めば、多かれ少なかれ副作用が必ずあります。少なくともお金がかかっています。中には、別に飲む必要もない病気や症状でもたくさん処方されて、その費用を患者が3割、国が7割を負担し、ひいては国の財政を圧迫しているわけです。

そもそも薬は、主成分以外の何だかわからない成分も入っています。言ってみれば、薬は添加物まみれです。本当の薬の成分はほんの一部しかありません。加工して固めるだけでいろいろなものを使っています。

丸い形にしてコーティングしたり、カラフルに色付けしたり、カプセルに入れたりしています。添加物がなければああいう形や色にはならないわけです、薬の成分だけでは。

たとえばカプセル剤というのは、カプセルの中に薬が入っていますが、外側のカプセルには薬の成分は何もありません。カプセルが添加物というか、薬の成分とはまったくの別物です。錠剤になっているのは、薬と添加物がごちゃまぜになってああいう形に固められたり、コーティングされているのです。

薬の成分だけでももちろん副作用はありますし、それ以外の成分も入っていますから それに対する副作用もあります。

それらの細かないろいろな成分が、本当に人間にとって安全か確かめられているのかというと、よくわからないのです。

薬の副作用は動物実験ではわからない

薬の副作用の被害と言えば、歴史的に見るとサリドマイドがあります。僕がちょうど生まれた頃、１９６０年前後にサリドマイドの事件が起こりました。

これは、睡眠・鎮静剤のサリドマイドを妊婦が服用して、生まれてきた子供に奇形が生じた世界的な薬害事件です。

サリドマイドは睡眠薬として現れました。それ以前のバルビツール酸系睡眠薬は、動物実験で大量に投与するとみんな死んでしまう、そういう薬だったのです。

ところが、サリドマイドは動物実験でたくさん投与しても動物が死にませんでした。

だから「これは安全な薬だ」となったわけですが、そんなことで人間での副作用はわかりはしません。

なぜなら、不眠が直接の原因で死ぬようなことはないわけです。だから、1万人が飲んで1人死ぬという副作用でも、大きく問題にしなければいけないのかもしれません。

それを、動物実験でたくさん投与して死ななかったから安全なんて絶対に言えないのです。副作用なんてそういうレベルでしか検討できていないのです。

長く使われ効果や副作用がわかっている古い薬のほうがより安全

結局のところ、どんな副作用が出てくるのかというのは、たくさんの人たちが飲んではじめてわかってきます。つまり、動物実験のレベルではわからないということです。

もちろん、新しい薬は治験《ちけん》（医薬品の製造・販売に関して、その医薬品が安全で有効か、薬事法上の承認を受けるための臨床試験）をやっていますが、これはせいぜい数千人、多くは何百人レベルで試験をして、それにパスして認可されて新しい薬が世に出てきます。

でも、薬の本当の副作用については、数万人単位で長い間いろいろな状況のもとで使われてはじめてわかってくるのです。

実際、サリドマイドは妊婦が飲んではじめて、産まれてきた子供に奇形が生じる大きな薬害事件になりました。

たとえば、２０１４年に新しく発売された糖尿病の薬も、半年たって２例の死亡が報告され問題になっています。

そういう意味では、**ずっと使われてきて効果や副作用がよくわかっている古い薬のほうが絶対に安全です。**

だから僕は、新薬は基本的に使いません。効果や副作用がわかっている古い薬を処方します。新薬に比べて古い薬は値段が格段に安くなり、患者のお財布にもやさしいですし、ひいては国の医療費負担も低減できます。

ただ新薬は、そうやって早く認可されて患者さんに使われて、劇的な効果がもたらされるケースもあります。

でも、すでに多くの治療薬がある状況では、本来、新薬の許可なんてそんなに急ぐ必要はないのです。

強い副作用があるとわかっているのに、なぜか使われ続けている解熱鎮静剤・ロキソニン

強い副作用があることがわかっているのになぜか問題にならず、ずっと使われ続けているという恐ろしい現実もあります。

56ページで触れた解熱鎮静剤のロキソニンは、胃潰瘍をつくりやすい、腎機能を悪くする・傷めるといった強い副作用があることがよくわかっています。これは確実にデータとしてもあります。

にもかかわらず、多くが放っておけば勝手に治る風邪に山のように使われています。薬局でも簡単に買えるようになっています。

薬剤師もそれをちゃんと説明する必要がありますが、実際のところはまずやっていません。すごい現実です。怖いくらいです。

ロキソニンの副作用は、1万人に1人のレベルじゃないと思います。とくに高齢者のケースだともっと高いでしょう。高齢者でもともと腎臓が悪い人がロキソニンを飲んだのをきっかけに腎不全で入院するというような経験は、多くの臨床医でしばしばあることです。

ましてや、風邪で熱が出てご飯が食べられなくて脱水症状だと、高齢でもともと腎臓が悪いところにロキソニンを飲んでとどめを刺す、なんてことはあちこちで起こっていますよ。そういう状況を限定すればね。これはたった1回の投与でもすごいことになってしまいます。

もちろん、高齢者でなくても、風邪でロキソニンを飲んで胃潰瘍や腎臓を悪くして入院するようなダメージを受ける患者さんも、たくさんの人がロキソニンを飲めば、一定の割合で出てきます。

たとえば、ワクチン（120ページも参照）のことで言うと、副作用なんかがあるとマスコミがバーンと一斉に報じますよね。何人死亡したとか、重い後遺症が残ったとか。

でも、ロキソニンの副作用についてなんかどこも報じません。

なぜでしょうか?　ニュース番組のスポンサーにその製薬メーカーがついて、コマーシャルで「ロキソニンS～」とかやっているからでしょうか?

いったいなぜロキソニンの副作用のことを報じないのか調べてほしいものです。そのニュース番組で。そういうニュースこそ流してほしいと思います。

ただ、実のところ僕もロキソニンを出しています。

「ただの風邪ですから、薬を飲まなくても2、3日安静にしていれば治りますよ」と言っても、「先生、とにかくすぐに効く薬を出してください」「仕事を休むわけにはいかないんです」と、これまでロキソニンを使ってきた患者さんに懇願されるわけです。

日本社会が、ロキソニンがなくてはならない患者さんをたくさんつくってしまっているのです。風邪なんて2、3日休んで休養をとれば勝手に回復するのに、仕事が忙しくて休めない、休んで周りに迷惑をかけるわけにはいかない、そういう世の中になってしまっているのです、日本は。

そこへ、「1回1錠で早くよく効く」と製薬メーカーが宣伝を打つ。実際、ロキソニンは痛みや熱に対してはよく効きます。すぐに熱が下がりますし、頭痛も治まります。すごく効きます。よく効くから飲んじゃう。それで、大多数の人は目に見えた副作用が現れず大丈夫だったりします。

大多数の人は飲んでもとくに問題がないから、「よく効く薬」「効果抜群」となるのでしょう。でも、隠れたところでは副作用で痛い目にあっている人が必ずいます。そういう情報はまったくニュースで流れません。

一方で、ワクチンの副作用なんかはその効果からすると本当に小さいのですが、副作用だけが強調されて誇大に報道されるわけです。こんなマスコミはアホだと思いますよ。本当に不思議です。

ロキソニン以外でも風邪薬の副作用の話はたくさんあります。たとえば鼻水止めに使う抗ヒスタミン剤は、高齢者が飲んでおしっこが出なくなるという事例も多いです。

抗生物質は恐ろしい耐性菌を出現させる

風邪に抗生物質を投与されるケースもやたら多いわけですが、抗生物質を飲むことの弊害もあります。

抗生物質には、細菌を殺したり増殖を予防する働きはあるものの、風邪のようなウイルス感染には効きません。抗生物質を飲む意味はなく、副作用の恐れだけ残るのです。

それでも風邪をひくと抗生物質が出されるのは、肺炎など細菌性の病気を予防するためです。だから、「念のため抗生物質を」となるわけですが、では、肺炎をどれだけ予防できるのでしょうか？

その効果は、風邪の患者1万人に1人という低いレベルに過ぎません。

日本の医者は、風邪患者の6割以上に抗生物質を使っているということは前述しましたが、これは異常な数字です。

このような抗生物質の乱用は、**「耐性菌の出現」**という別の問題もはらんでいます。「耐性菌」とは、抗生物質が効きにくい細菌のことです。抗生物質の乱用により細菌が抗生物質に対する抵抗力を持ち、効かなくなるという構図です。

医者に言われるがままに抗生物質を飲んでいると、世の中に耐性菌が蔓延していきます。そうなると、本当に抗生物質を使って治療したいときに治らない病気がどんどん増えていくのです。

耐性菌の出現は本当に恐ろしい。抗生物質は病気を凶暴化させる危険を伴うことを頭に入れておいてください。

副作用を抑えるために一緒に処方される胃薬の効果はまったく不明

これまで何度も話してきましたが、とにかく薬は少ないほうがいいです。よく、胃薬を一緒に出してくださいという人がいますが、薬を1種類飲むのと2種類飲むのとでは、どちらが副作用が起こる可能性が高いかと言えば、当然後者になります。

たとえば、解熱鎮痛薬と胃薬をセットで出したりしますが、この場合、ふたつ目に出した胃薬の副作用だけ増えるかもしれないのです。解熱鎮静剤を出すにしても、胃潰瘍の危険が小さいアセトアミノフェンでいいのです。

93ページでも触れましたが、**追加で出される胃薬は、実は効果がはっきりしていない場合が多いのです。**

効果が明らかになっているのは、プロトンポンプ阻害薬とプロスタグランジン製剤（サイトテック）のみです。

これはすごく問題です。

だから、ひとつ目の薬の副作用の危険を考えて胃薬などを足してもらう場合は、その追加する胃薬が確実に副作用の症状を抑えることがわかっていない限り、やめたほうがいいのです。

複数の薬を飲む場合は、そのつど医者に確認してください。ちゃんと説明できなかったり、「とりあえず胃薬もつけておきましょう」なんていう医者は、信用しないほうがいいでしょう。

比較的安全なのは乳酸菌の整腸剤 抗生剤の副作用を抑える効果もある

飲んで副作用がない薬なんてあまりないと思いますが、「ビオフェルミン」なんかは比較的いいかもしれません。

これは特定の商品名だから製薬メーカーの片棒をかついじゃうので、乳酸菌と言ったほうがいいでしょう。

乳酸菌は意外にいいかもしれません。保険薬として古くから認められていますから、薬と言っていいでしょう。僕たち医者も、下痢止めや便秘などの整腸剤としてよく使います。

また、乳酸菌は抗生剤による下痢を半分くらいに減らす、つまり、ほかの薬の副作用を減らす効果もあります。このため、抗生剤を出すときに付加で出します。これもかなりいいです。

値段が安いという利点もあります。たとえばロペラミドという下痢止めの薬は１錠

62円。これに対して乳酸菌製剤は6円といったところです。

下痢をすることで、身体の調子を悪くしている原因となっているウイルスや細菌を外に出すというよい面もあり、そこに下痢止めを服用することで症状が悪化するという可能性もあります。

そういった意味でも、古くから使われ、はっきりとした効果や副作用がわかっていて、しかも価格も安い乳酸菌は薬の優等生と言えます。

僕も下痢などでお腹の調子を悪くした患者さんに薬を処方するときは、迷わず乳酸菌を出します。

なお、整腸作用を促す意味では、ヨーグルトとか乳酸菌を直接食べること自体効果があると思います。ただ、下痢をしているときにヨーグルトみたいな脂分がたくさん入っているものをとっていいかという問題はありますが。

ヤクルトとかカルピスといった乳酸菌飲料を飲むのも、効果があるかもしれません。

乳酸菌には風邪を予防する効果もある

乳酸菌についてはこんなデータもあります。

これは、子供から成人を対象にしたランダム化比較試験の結果ですが、風邪をひいていない人で、一方を乳酸菌製剤を飲むグループ、もう一方を飲まないグループに分けて比較したところ、乳酸菌製剤を飲むグループは、飲まないグループに比べて風邪になる人が半分でした。

ただし、風邪をひいてしまった後では、乳酸菌製剤を飲むグループと飲まないグループとでは、風邪が治るまでの時間に明確な差はありませんでした。

意外に思う人もいるかもしれませんが、医者が処方する風邪薬でも、「これを飲めば風邪を予防できる」「これを飲めば風邪が早く治る」といった明確なデータが示されたものは、実はひとつもありません。

しかし、このランダム化比較試験で明らかなように、乳酸菌は風邪を早く治す効果は期待できませんが、風邪を予防する効果は期待できます。

前述したように、乳酸菌製剤は比較的安価ですし、風邪の予防のため、風邪が流行る時期に意識して飲むのもいいでしょう。風邪予防のため乳酸菌飲料を飲むのもいいかもしれません。

予防接種は副作用があるが、効果は絶大！

予防接種は副作用があります。ただ、これは効果が絶大です。

天然痘が世の中からなくなりました。これは予防接種のおかげですよ。時々はしかや風疹が大流行することがありますが、全員予防接種を受けていればほとんど発症しません。

こんなエピソードがあります。たとえばアメリカの臨床医は風疹を見たことがありません。なぜか？

それは、予防接種のおかげでアメリカには風疹がないからです。

ポリオ（急性灰白髄炎→小児麻痺）もワクチンのおかげでほとんどなくなりました。ただし、日本のポリオワクチンはつい最近まで口から飲む生ワクチンで、生きたウイルスを含むため、ワクチンを飲んだ人や周りの人からポリオが出るという本末転倒な副作用がごくまれに起こりました。

ウイルスが入っている生ワクチンではなく不活化ワクチンに早く切り替えていれば、こういう副作用による悲惨な患者さんも出さなくてすんだわけですが、ここでは新しいワクチンの普及が遅れた現状があり、これは薬とは逆です。

ただ、**まれに副作用があったにせよ、ワクチンの予防接種は効果が絶大です。**ポリオもほとんどなくなりました。

風邪薬はその場の症状を抑えるというだけで、早く治したりはできません。つまり、効果がすごく小さいのです。だから、本来はちょっとの副作用でも問題にしないといけないのです。

逆に、ワクチンは多くが効果絶大なので、**絶大な効果の数と副作用の数とをペアでちゃんと考えたほうがいいのです。**

小児のうちに打てるワクチンは全部打とう

僕は、基本的に予防接種はやったほうがいいというスタンスです。何度も言うようですが、ワクチンも副作用はありますが、効果のほうが圧倒的に大きいですからね。一方、薬は効果がそんなになくて副作用が大きいのです。

効果がややあやしいのがインフルエンザの予防接種ですが、それでも10％の流行を6％に減らすとか、その程度の効果はあるわけです。

僕のクリニックの業務でも、毎年予防接種と検診が15～20％の割合であります。インフルエンザの予防接種も毎年２０００人くらいやります。インフルエンザの予防接種は、毎年流行る前の10月半ばから12月までに行なうという感じです。

それ以外はいつ流行るかわからない病気なので、とにかく決められたスケジュールどおりに早めに打っておくといいです。小さなお子さんを持つ親御さんは、小児のうちから打てるワクチンは全部打つといった姿勢がいいと思います。

ヒブ、肺炎球菌という細菌が脳に入って後遺症を残す髄膜炎という病気がありますが、これまで日本は年間何百人という患者が出ていました。

しかし、ヒブ、肺炎球菌のワクチンがここ数年で普及して髄膜炎が激減しています。そういう事実こそニュースで大きく流してほしいものです。

それをぜんぜん流さず、「ヒブと肺炎球菌のワクチンを同時接種したら３人死亡しました」といったことばかりに注目して、「危険です！」とニュースを流す。これだって本当に関係があるかどうかはまだ不明です。

こうした一方で、ワクチンを接種したことで毎年何百人という子供たちの髄膜炎が確実に減っているのです。副作用のほうは恐らく無関係です。

「副作用のことばかり大きく取り上げて、なぜこの事実もニュースで一緒に取り上げないんだ！」

と強く言いたくなります。

予防接種は「一度打てば大丈夫」というものではない

ここで確認しておきますが、**予防接種は一度接種すれば一生ものというものではありません。**

今から5年とか10年前、首都圏の大学ではしかが大流行しました。あのときかなりの人がはしかワクチンを打っていました。

ところがワクチンが普及すると、だんだんとウイルスがいなくなって、その途中、途中でウイルスが入ってこないと、「ブースター」と言って免疫を維持することができなくなり、どこかで追加接種が必要になってくるのです。

そういうこともあって、現在は幼児のときの1回だけでなく、小学校に上がる前に「2回目のはしかの接種をしましょう」となっています。

さらに、もっと世の中からはしかが少なくなったときには3回目を打ちましょう、ということになるかもしれません。

ただ、それまでにはしかのウイルスが世の中から完全に撲滅されてしまえば、天然痘のように、もう予防接種自体必要がないということになるかもしれません。

人それぞれ個人差がありますが、おおよその目安としては、はしか、風疹、おたふく風邪、水疱瘡は、２回打っておけばかなり大丈夫だというのが今の医療のコンセンサスです。

副作用があるからと説明しても、「薬を出せ」と聞かない患者たち

先日も慢性疾患の高血圧の患者さんが来院して、どうしても血圧を１３０まで下げたいと頼み込むんです。

僕としては「１３０と１４０ではあまり変わらないですよ」「下がり過ぎると今度は低血圧症になりますよ」「薬を飲めば副作用だってあるんですよ」と、それはプロの目から見てもやり過ぎだからと説得しても、「いや、先生、血圧が高いということは

血管に負担がかかるということですから、どうしても130以下にしたいんです」と全然聞かないわけです。

結局、副作用があってもいいからというので、その患者さんには仕方なく薬を出しました。

これは、テレビの影響も大きいと思います。テレビのコマーシャルで「130以上は高血圧です！」とやっていますからね。これを見て、みなさん「自分は血圧が高すぎる」と思ってしまうのでしょう。それも、一番高い場合の血圧を130以下にしたいと思ってしまうのです。

平均は130になっているのでだいたいOKですよと説明しても、「150と高いときがあるんです。先生、一番高いときを130にしたいんです。薬を出してくださ い！」と。

そうすると、一番下がったときに110とか100になって下がりすぎて危険なのですが、「血圧が下がり過ぎて危険なんて聞いたことがありません！」と全然話が通じないんです。今は患者も本やインターネットで調べてセミプロになってしまっているのです。

血圧は当然変動しますから、1日の中で平均をベースにすればいいのです。一番高いところを基準にしたら下がり過ぎの危険がある。「今朝180あったから薬を出してください」というのに応じて薬を追加するのは、やってはいけないことなのです。

今は家庭用の血圧計が手軽に買えて、どのご家庭もたいがい持っていて、几帳面な人は毎日何回も測って自分の血圧を把握しています。でも、そんなに測らなくてもいいのです。

「自分は血圧が高いから、とにかく血圧を下げたい」と思い込んでいる患者さんは、「薬の追加は必要ありません」「血圧も頻繁に測定する必要はありません」とこっちが説明すればするほど不快な思いをします。

「どんどん薬を出す医者と極力薬を出さない医者と、どっちを信用するんですか？」と言ったところで、そういう患者さんは、どんどん薬を出す医者のほうを信用するのです。

ちなみに、薬をどんどん出してくれという患者さんはお年寄りが多いのかというと、そうでもありません。年齢は関係ないです。若い人も抗生剤がほしいとか、風邪薬をてんこ盛りでほしいという人はたくさんいます。みんな薬を飲んだほうがいいとしつけられているのです。ひどい世の中です。

わずかな効果で多大な時間とお金を費やすバカらしさ

これまで何度も説明してきたとおり、たとえば高血圧、高コレステロール、糖尿病といった慢性疾患の治療効果は基本的に小さいです。

高血圧にしても、糖尿病にしても、軽い人は薬以外の方法で治る人がたくさんいます。しかし、重くなると薬以外の治療では難しくなります。このため、長く薬の治療を続けなければならないケースが多いわけです。しかし、長く薬を飲み続けてもその効果は意外に小さい。

たとえば、「ものすごく一所懸命治療する患者さん」と「まあ適当に治療する患者さん」と「全然治療しない患者さん」の3つのケースがあるとしましょう。

「ものすごく一所懸命治療する患者さん」と「全然治療しない患者さん」とではかなり差が出てくるのは確かです。

でも、「ものすごく一所懸命に治療する患者さん」と「まあ適当に治療する患者さん」との差はほとんどありません。

だから、僕の結論としては、毎日数時間おきにきっちり血圧を測ったり、山盛りの薬を指示どおり飲んだり、そんなに一所懸命にやる必要はありません。そんなに一所懸命やるんだったら、ほかのことに時間を使ったほうがよっぽどいいと思います。

漢方薬は本当に大丈夫なのか？

医者が処方する薬には漢方薬もあります。

漢方薬の起源は古く、数千年の歴史を刻んでいます。その中で発展を遂げながら継承され、治療に使われてきました。今日では誰もが知るようになり、西洋薬とともに確固たる地位を築いています。

漢方薬は自然界の植物や鉱物などを原料としています。草や花、木や根っこなどから採った生薬《しょうやく》を、何種類か組み合わせてつくられます。

数千年の歴史があり自然界に由来すると聞けば、漢方薬は崇高な薬のように思えます。伝統的なものだから効果があり、生薬だから副作用は少ないといったイメージを抱くかもしれません。

しかし、漢方薬に対しての僕の意見は異なります。率直に言うと、漢方薬は効き目があるかどうかよく研究されていない薬です。効果があるかもしれないし、ないかもしれない。有効性が示されていないのです。

漢方薬は、臨床試験を経ずに認可されています。

通常、新しく開発された薬は臨床試験を行ない、有効性や副作用について検証します。怪しい研究方法で的外れな効果で簡単に認可されてしまう薬もありますが、臨床試験というフィルターを通らざるをえません。

漢方薬が臨床試験なしで認可されるのは、明らかにおかしなことです。臨床試験を経なければ有効性はわからず、副作用もはっきりしません。にもかかわらずどんどん認可され、その数は百種類以上にも及びます。

現在、漢方薬は医療現場で当たり前のように使われ、多くの患者は効果があるような認識を持ち、副作用も少なく安全だと思っています。この主観的な感覚は、患者だけに限らず、処方する医者もしかりです。

そういう意味では、漢方薬は不思議な薬であり、逆にその神秘性に魅かれるのかもしれません。

「体質」という言葉のインチキを暴く

よく「病気にならない体質に改善しましょう」なんて話を聞きますが、そんな方法はありません。体質改善なんて言葉だけ。そもそも体質改善なんてできないですし、何を持って体質と言っているのか僕には理解できません。

でも、「生活習慣を変えて体質を改善しよう」なんて平気でみんな言います。それは体質改善ではなくて、〝生活習慣が改善した〟というだけの話です。

「私は風邪になりやすい体質です」ということもよく聞きます。でもこれは、単に風邪をひきやすいということです。

風邪をひきやすい人が風邪をひきにくくなるということは、本人の身体側のことだけでは絶対に説明がつかないのです。その人がどういう生活環境にいるかということも、ものすごく関係があります。

つまり、その人が風邪をひきやすいのは、その人だけのせいじゃないことが多かったりするのです。その人が否応なしに忙しく働いていることが原因だったり、追い込まれて眠れない日が続くことが原因だったり、**外側からの原因のほうが大きいのです。**

僕が思うに、体質という言葉は、社会や会社が病気を患者さんのせいにしてごまかすために使っているのです。

多くは患者さんのせいなんかじゃないんです。外部の環境、つまりストレス社会が病気を引き起こしてしまっているほうが大きいのです。

「薬で（治療で）体質を改善しましょう」なんて医者が言ったら、全部デタラメ！そんな医者は信用しないほうがいいです。

トクホは「身体にちょっといいかも？」という程度

「トクホ」という言葉を最近よく聞きます。

トクホとは、国の審査を受けて健康への効果の表示が認められた「特定保健用食品」の略称で、それなりに厳しい基準があります。

たとえば、高血圧に対してトクホが認められるのは、摂取すれば血圧がちょっと下がるみたいなことです。

でも、摂取して血圧が下がるからと言って、それがいいかどうかはわかりません。トクホは単に血圧を下げているだけかもしれない。そこから先のデータはわからないのです。

脳卒中が予防できるのかというところまで確かめることが大事なのですが、**トクホはその手前で、「身体にとってちょっといいかもしれない」ということがわかっている程度です。**

「飲めば脂肪を速く燃焼させるトクホ飲料」なんていうのもありますが、脂肪だけでなく、身体にとって大事なものまで一緒に燃焼させているかもしれません。

その挙げ句に、何か副作用が出ているかもしれません。トクホが認可されるレベルのデータでは、身体にいいのか悪いのか、副作用はあるのかないのか、何もわからないのです。

そもそも脂肪が燃焼したというのは、その人が健康になったという指標ではないのですから。

「○○の10倍の成分が含まれます！」は身体にいいどころか中毒になる危険が！

「××の成分が○○の10倍含まれています！」という健康食品やサプリメントがありますが、あれは危険です。

基本的に、成分は採りすぎると害があると思って間違いありません。**身体にいい成分だからと言って、ふつうの量の10倍なんて摂ったら中毒になりかねません。**みんなデタラメです。

でも、モノが売れないと世の中が死んでしまう。世の中が死んでしまうと人も死んでしまうから、メーカー側もいろいろと手を替え品を替えして商品を開発して売らざるをえない。

それで、「××の成分が◯◯の10倍」なんて中毒になりかねないデタラメ商品が平気で売られて、消費者も「身体によさそう」と思って買っていく。売れればオーケー、これが市場原理主義ということなんですかね。

薬もネット販売を解禁すれば、当然今より入手しやすくなってたくさん売れて、景気の下支えになるかもしれません。

でも、それが果たしていいことなのか……。

依存性（中毒性）がある薬の実態

依存性（中毒性）がある薬は山ほどあります。

たとえばトランキライザーと呼ばれる薬は、依存性があるのでいったん出すとやめられなくなり、どんどん増えていってしまいます。睡眠薬とか精神安定剤と呼ばれている類いの薬です。病名で言えば、うつ病だったり、不眠症だったり、パニック障害などの人に処方されます。

本当は、比較的依存性が少ない抗うつ薬を処方すればいいのですが、多くの医者は、一緒に精神安定剤をしこたま出してしまいます。そして、一度飲んだら手放せなくなり、薬をやめたらやめたで症状がぶり返してしまいます。これはタバコがやめられないのと同じです。

精神安定剤を高齢者が飲むと、副作用でフラフラして、転んでケガをするケースがよくあります。高齢者は、精神安定剤を基本的に飲まないほうがいいです。

もちろん、若い人も飲まないほうがいいですが、若い人は比較的副作用が出にくい面があります。それでも、車を運転していて眠くなってぶつけたり、人をひいてしまうということがあるかもしれません。

とにかく、精神安定剤はすごく問題のある薬です。

うつ病の多くは反応性。環境を変えればすぐに治る

たとえば、うつ病でずっと薬を飲んでいる人がいるとしましょう。この人は薬をやめることができるのでしょうか？

答えはイエスです。

うつ病にもいろいろあって、たとえば内因性うつ病と言って、本人の波でうつになったり躁になったりする人はなかなか難しい面があります。

しかし、大半の人は反応性うつ病と言って、環境との関係性によってうつになっているので、ふつうは環境がよくなればうつが治って薬なんかやめられます。

だから、仕事をやめればうつじゃなくなるケースはすごく多いのです。新型うつ病なんてのもあって、休みになると元気になっちゃうみたいな。

これは極端な例ですが、働いている限りは薬を必要とするけれど、その働く場を去ってしまったら全然元気で薬がいらなくなるわけです。

なお、うつ病患者が急に薬をやめるのはまずいです。急にやめると悪性症候群と言って、熱が高くなって筋肉が溶けて死んでしまうことがあります。医者の指導のもとに徐々に減らしていく必要があります。

うつ病だけに限らず、**突然薬をやめたらいけない病気はたくさんあります。これは、処方してもらった医者に聞くのがいちばんです。**

精神医療の闇は奥が深い

僕もうつ病の患者さんを診ていますが、あまり薬は出しません。単に話を聞いているだけが多いのですが、それでもかなり効果があります。あとは、あまり薬を使わない精神科を紹介したりしています。

うつ病に関しては、薬を処方するかはケースバイケースで、薬がよく効く人もいれば、あまり効かない人もいます。また、薬を使わない認知行動療法というのもあり、これも効果があることがわかっています。

ちなみに、極端な例で言うと、患者さんに対してまったく興味がないといった精神科医がいます。それら精神科医の薬の出し方はもうめちゃくちゃ。山のように出します。ちょっとありえません。

だから精神疾患は、どんどん薬が増えていくような精神科にかかってはいけないとすら僕は思います。とにかく、精神医療の闇は奥が深いです。

抗生物質を出さない医者はヤブ医者呼ばわりされる現状

薬を飲む場合は、効果や副作用、その効果は薬代と釣り合うのかどうかなどを一度よく考えてみてださい。

仮に、効果が低くて副作用の心配が大きかったら、あなたはその薬を飲むでしょうか？　答えは明らかですよね。

何度も言うようですが、これは風邪のケースが明白です。そもそも風邪は放っておけば勝手に治るわけですから、その勝手に治る風邪にわざわざ薬を飲んで副作用が出たとしたら、バカバカしい話です。

これは、倫理的にも許されることではありません。

しかし、そんなとんでもないことが起こり得る状況を医者は日常的に生み出し、一方で、患者さんもそれを自ら望んでいるような例が後を絶ちません。

たとえば、以前僕のクリニックでこんなことがありました。

訪れたのは発熱した高校生の患者さんです。まずは風邪と考えてよい状態で、本当は薬は何も必要なかったのですが、解熱剤だけはどうしてもほしいというので与えて帰しました。

そうしたらすぐに親御さんから電話がかかってきて、「39度以上も熱があるのに抗生物質が出ていないのはどういうことだ！　そんな医者は今まで見たことがない！」とすごい剣幕で怒鳴られてしまいました。

これは、その親御さんの理解不足をあげつらっているわけではありません。理解不足を招く根本原因は医者の側にあるのです。２００９年の調査によると、風邪患者の60％に抗生物質が投与されています。

そもそも風邪に薬なんて必要ないところにきて、抗生物質なんて投与したら副作用の危険性だけが高まります。にもかかわらず、６割以上の風邪患者に対して抗生物質を平気で処方しているのです。

そんな状況ですから、患者さんからしてみれば風邪で抗生物質を処方されるのが当たり前で、

・抗生物質を出す医者＝良い医者
・抗生物質を出さない医者＝悪い医者

となるのは自然でしょう。

この構図では僕は悪い医者になるわけで、患者さんに抗生物質を出さない理由をいくら説明しても聞く耳を持ってもらえません。逆に〝ヤブ医者〟とレッテルを貼られてしまうのですから困ったものです。

慢性疾患の薬は、一生飲み続けなければならないのか？

高血圧や糖尿病などの慢性疾患の患者さんは、たくさんの薬をずっと飲み続けています。そして、前述しましたが、これらは軽度のものならともかく、重度のものはまず治るのは難しいです。

では、薬は死ぬまで飲み続けなければならないのでしょうか？

そんなことは絶対にありません。飲まずに死ぬ覚悟があれば、飲まなければいけない薬なんて何もありません。

もちろん、50歳で死ぬ覚悟があるかと言われると、そういうわけにはいきませんが、80歳だったり90歳だったりすると、この薬を飲まなきゃ早死にしますよなんていうのは、おかしな話だと思います。

以前、90歳で人工透析をしていた患者さんが透析をやめたいと申し出て、その担当医に「絶対にやめてはいけない」と言われて延々と説教をされたことがありました。

人工透析も死ぬまでやり続けなければいけないのでしょうか？　そんなことはありませんよ。やめたければやめればいいのです。もちろん、やめたら死んでしまいますけど……。

こういった問題は、治療や薬をやめる選択肢が患者さんにはある、といった自己決定みたいなちっぽけな話ではなくて、もっとパブリックな世の中全体を考えた上での選択肢として考えるべきだと思います。

たとえば、人工透析は一人年間何百万円もの医療費がかかりますが、

「もう自分はいいから、その何百万円は若い世代や生まれてくる子供たちのために使って」

と思っている患者さんは、実はたくさんいるかもしれません。

高齢者の薬は、たとえ寿命を伸ばす効果があったとしても、やめたほうがいい場合もある、むしろそう考えるべきだと思います。

これは残酷でもなんでもなくて、世の中の当たり前の風潮や人々の感覚として、患者さん本人も、そして周りの人たちもとらえるべきです。

人工透析のケースもそうですが、ガンの末期で在宅医療をしている患者さんも、血圧やコレステロールなどの薬も山のように飲んでいたりします。

どこでどうやめるかは本当に難しい問題です。薬を減らすことで、患者さんによっては見捨てられたと感じる人もいます。

でも、これはどこかでちゃんと向き合って考えなければいけません。医療費の問題はその人だけでなく、今の社会や将来につながっていることだからです。

高齢者や病人に医療資源を手厚くして、若い世代を置き去りにしたような社会がいいはずがありません。

高齢者や病人を手厚くするというより、手厚くしているように見せかけて、実は患者を薬漬けにして、製薬メーカーや医者が患者や国から医療費をむしりとるような仕組みを根本的に見直さなければならない時期にきていると思います。

第 *4* 章

日本の医療がわけのわからないことになっている理由

EVIDENCE-BASED MEDICINE

いちばん身近な病気（風邪）が、いちばん勉強されていない現実

多くの人は、病院で医者に薬を処方されれば何の疑いもなく飲むでしょう。山のように薬を出されても、病気なんだし医者の先生が言うのだからと、飲むのは当たり前と思っています。

本来、医者がきちんとしたことをやっていれば、言われるがままというのも悪い選択ではないでしょう。

問題なのは、医者がちゃんと勉強していなかったり、適当なことをやっているケースが多いということです。

ちゃんと勉強していて適切な診断を行なう医者にかかるのがいちばんですが、そういう医者は少なく、言われるがままだと患者さんはとんでもない目に遭わされる危険があります。

たとえば、僕を含めて、**風邪について正式な医学教育の中できちんと勉強している医者はまずいません。誰も学んでいないと言ってもいいでしょう。**国家試験にも風邪の問題なんて一問も出ません。

僕は国家試験の問題作成委員を６年ほど務めましたが、問題をつくる際、風邪を取り扱おうとすると非常に難しいわけです。

というのは、風邪の患者さんに対しては何もせずにとりあえず経過を見るのが正しい診断なのですが、それだと国家試験の問題になりにくいのです。

こういう病気の可能性があって、こういう検査をしたほうがいいという症例のほうが国家試験の問題にふさわしいため、風邪は軽んじられます。

いちばん身近でポピュラーな病気なのに、医学部の学生は風邪についてちゃんと学んでいないというのが現状なのです。

「風邪症状ならとりあえずこの薬を出しておけ」と教えられた研修医時代

臨床の現場でも、風邪について学ぶ機会はありません。本来はきちんと指導すべきなのにトレーニングの場がなく、誰も正しいことを教えてくれません。

そもそも、風邪の専門医って聞いたことありますか？　まずないでしょう。

だから医者は片手間で風邪の患者さんを診て、とりあえず風邪薬を出しておけばいいという適当なことを延々とやってきたのです。

僕の研修医時代もそうでした。救急の現場で研修した際、発熱の患者さんをたくさん診ましたが、風邪の症状のときにはこの薬を出しておけばいいからと、セットになった5、6種類の薬を処方するよう教えられました。

今から思えばデタラメもいいとこですよ。そんなことが代々受け継がれてきているので、風邪に対する間違った医療がなくならないのです。

風邪は放っておけば勝手に治ります。だから**医者に風邪と診断されたら、薬はいらないと拒否するくらいが正しいのです。**

本来、独立機関で公正であるべき学会が、製薬メーカーと癒着している

医者と製薬メーカーがつながっていて医者に具体的に見返りがある、といったことは実は少なくて、毎週こまめに訪ねてきてくれるからその知り合いのＭＲ（製薬メーカーの医薬情報担当者）の宣伝する薬を出すといったことのほうが多いと思います。

製薬メーカーとのつながりというなら、いちばんの問題は学会ですよ。学会は、医学関係のいろいろな人たちが集まり、独立機関として、本来フラットな立場で「サイエンティフィックにはこうだ」「研究結果としてはこうだ」と客観性や公共性がなければいけないはずです。

ところが、たとえば血圧の薬にしても、高血圧学会は利益相反の塊《かたまり》だったりするわ

けです。理事連中が全部、メーカーから多くの研究費を受けとっていて「アンジオテンシシン受容体拮抗薬バンザイ！」みたいな人たちばかりで、反対意見の人はほとんどいないというような異常な団体です。

アンジオテンシン受容体拮抗薬のひとつが、日本人を対象にした研究で、論文のデータに捏造《ねつぞう》があったとして問題となったディオバンです。

つまり、製薬メーカーと学会が癒着《ゆちゃく》していて、MRがよく宣伝する薬を高血圧学会が「これがいいです！」とアピールするわけです。もうめちゃくちゃです。

それを、多くの医者たちが鵜呑みにして、学会が言っているんだからいい薬なんだ、新しい薬や高い薬は効果があるんだ、と洗脳されて処方してしまっているのです。

まさに利益相反。患者が置き去りにされているのです。

医者が基礎研究ばかりしてきたことが、日本の医療をダメにした！

先ほど、医者が何も考えていない思考停止状態であると書きましたが、その大きな原因が、日本の多くの医者が、大学で学位をとるため基礎実験ばかりをやってきたというすごい歴史があります。

本来僕たち医者は、人間に基づいて研究・治療しなければいけないはずです。これは当然のことです。

たとえば、薬を飲む人と飲まない人とを比べて、

「飲まない人に比べて飲んだ人はこんなに効果があった、だからこの薬を使おう」
「いや、確かに効果はあるが副作用が強すぎるから危険だ、処方は避けよう」

といった判断をしなければいけないはずです。

ところが、日本の医者はそういう臨床研究を大学で全然やってこなかったのです。試験管をふったり、ネズミに注射したり、そんな基礎実験ばかりやって……。

そこから導き出されるのは「この薬は動物に効いたので、人間にもひょっとしたら効くかもしれない」といった単なる仮説なんです。

ひょっとしたらいいかもしれない物質を実際の人間で研究して、いい結果（データ）が出てはじめて使われるべきですが、そこを省略して、自分が試験管内とか動物での実験ばかりやってきたので、それを直接患者さんに使ってしまうみたいないい加減な行動パターンがあります。

だから高血圧学会でも、基礎研究をやっている人の発言権がいちばん強くて、「こっちのほうがいいかもしれない」という仮説の話を臨床の医者が鵜呑みにして、この薬がいいと患者さんに勧めてしまうわけです。

学会の個々の幹部にも、試験管をふるような基礎研究が非常に通りやすいんです。自分たちもそういう研究をやってきて、医者になってもそういうふうに治療していますからね。これは日本の医学界の構造的にいちばん大きな問題です。

一方、欧米はというと、そもそも臨床医は基礎研究ではなく臨床研究が主体ですし、とくにアメリカやイギリスは論理実証主義的な行動パターンがあって、こういう研究結果が出ていなければ使わないみたいなところがあります。日本とはまったく逆です。

日本の医者が基礎研究ばかりを重視してきたことが、より重要な臨床研究をいい加減なことにしてしまっているのです。

理屈ではいいといった仮説に基づくと、事実とは逆にこっちの薬のほうがいいという話はいくらでも出てきてしまいます。論文捏造が明らかになったディオバンの問題がまさにそうです。

「根拠に基づく医療」を悪用した製薬メーカーの大罪

僕が大学生の頃は、それこそ何も考えていませんでした。とにかく学生時代は病棟実習が嫌いで、臨床医を目指したのは失敗だったなと思ったくらいです。

でも、僕が入った自治医大というのは特殊な大学で、義務年限（在学中の授業料等の費用が貸与される代わりに、卒業後は出身都道府県に戻って一定期間、僻地《へきち》を含む公的医療機関で医師として勤務すること）というのがあって、卒業後、どうしても9年間公的な医療機関で臨床医として働かないといけないのです。

それで臨床医になりましたが、ふつうの大学に入っていたら医学部の臨床科には行かず、基礎研究をやっていたかもしれません。

でも、自治医大に行ったおかげで、人に目を向けず試験管をふったり動物に注射するといった基礎研究を重視することは避けられました。

それでも、医者になって最初の6年間は何もわかりませんでしたし、何も疑問に思いませんでした。でも、なんかうまくいかないなあ、とは感じていました。

そこで医者になって6年目のときに、大学の先輩に「何か勉強したほうがいいことありますか?」と聞いたら、「臨床疫学を勉強しなさい」と言われて、言われるがままに勉強したら、それが面白くて「なんだ、医療ってこんなふうになっているんだ」と(笑)。それがのちのち、**エビデンス、「根拠に基づいた医療」**の流れになっていったのです。

僕は卒業後2年間の研修を経て、愛知県作手村《つくでむら》という人口3000人ほどの診療所に赴任しました。一般的に見れば、卒業間もない医者が赴任してまともな医療なんてできないだろうというようなところですが、そこでずっとやっていたことが、僕にとってその後圧倒的なメリットになりました。なぜか？

多くの医者が基礎研究ばかりやってその延長線上にいる中で、僕は作手村で臨床の論文を片っ端から読んで、世の中とは違うけど誰もダメだという人もいないので、自分が読んだ論文をもとにその結果を利用して、「こうやってみよう……」というふうにやっていたのが、今から思えば正解だったわけです。それがうまいことかみ合っていったのです。

20年ほど前のその当時は、根拠に基づく医療なんてやっていた臨床医は、現在、聖路加国際病院院長の福井次矢先生と、札幌医大の山本和利先生くらいでした。それくらい根拠に基づく医療は当時マイナーでした。

でも、本当ならばこれこそ医療の本筋でなければいけないはずです。**薬で言えば、効くかもしれないという仮説ではなくて、この薬を飲む人と飲まない人のケースを比較して、こういうデータが出たから服用しても大丈夫と判断する医療です。**

この「根拠に基づく医療」を提唱して、20年かけて徐々に浸透してきていい方向に向かい出したなと思っていた矢先、臨床医より製薬メーカーがこれをうまく悪用し始めたのです。

「根拠に基づく医療」は、個別の医者が個別の患者に向き合って、研究結果を共有しながら、その時点の最善の医療を行なおうというものですが、薬を売るために製薬メーカーが自分の都合のいいデータだけを提示して、「ほら、よく効くでしょう」「安全でしょう」とやったわけです。そこに、ディオバンのようなデータの捏造もあるわけです。もうわけがわかりません。

安くて安全な薬が追いやられ、高価な新薬が率先して売られている

値段が高い薬も、安い薬も、実は効力はほとんど変わりません。実際、成分はほとんど同じにもかかわらず、新しいから値段が高くなったという薬もたくさんあります。

あと、**新しい薬というのは、ある意味効果がちゃんとわかっていない**という側面があります。

たとえば、抗ガン剤などは5年間生存率が伸びるといったデータがないと認可され

ない面はありますが、高血圧の薬などは「飲めば血圧が下がる」ということだけで認可されてしまいます。

つまり、その先の脳卒中が減るかどうかは効果がわかっていません。そんな新しい薬（つまり値段が高い薬）がどんどん出てくるのです。

で、新しい薬の効果はどうやってわかるのかというと、発売後、実際に患者に処方され、脳卒中がこれだけ減ったというデータが出てきて、ここでやっと効果がわかります。だから、古い薬のほうが確かな根拠がある場合が多いのです。

だったら、ちゃんと効果がわかっている古い薬こそずっと使われるべきです。でも、ここにも見逃せないひどい話があります。

実は、今度の降圧剤のディオバンの問題もその延長線上にあって、決して新しい問題ではないのです。

１９８０年代に、利尿薬、ベータ遮断薬という2つの古い降圧剤に対して、カルシウム拮抗薬、ＡＣＥ阻害薬、さらにアンジオテンシン受容体拮抗薬という新しい薬が出てきて、血圧を下げるという根拠だけで、その先の脳卒中、心筋梗塞をどれだけ減らすかわからないまま、新しいほうがいいだろうという単なる仮説によって、この新しい薬に全部切り替えられていったわけです。

もちろん、アンジオテンシン受容体拮抗薬はもっとも新しいですから、先の2つの薬の値段と比べて数倍します。

で、1990年代前半になって、これらを比較してどうだったかという研究結果が続々と出たのですが、効果は全部同じだったのです。にもかかわらず、古い薬に戻そうという動きはまったく出ませんでした。

今回のディオバンの問題も、こういった話の延長線上にあるんです。構造はまったく同じですよ。データが捏造されてデタラメだったというのもひどい話ですけど、これはまた別個の問題もあります。

こんな話もあります。

血糖値を下げる薬にメルホルミン（商品名は「メトグルコ」）という薬がありますが、これは安くて効果があって安全で、圧倒的によかったわけです。

それも、肥満の糖尿病（2型糖尿病）に対して、脳卒中や心筋梗塞を減らすというデータまできちんと出ていました。ここまでのエビデンスがあったのはメトホルミンだけです。

にもかかわらず、アクトスという２型糖尿病の新しい薬が武田薬品から出て、プロモーションをガンガンかけてメルホルミンを追いやって、メルホルミンの10倍の値段でさんざん売られて特許が切れる頃になってようやく、やはりメトホルミンのほうが効果が高くて安全だった、という方向にようやく変わってきたのです。武田薬品がさんざん儲けたあとにです。

本当にひどい話です。

「ジェネリック」は主成分が同じだけで、元の薬とまったく同じとは言えない

みなさんも、「ジェネリック医薬品」という言葉をよく聞くでしょう。

新薬の特許期間が満了後、厚生労働省の承認を得て製造・販売される薬のことで、新薬に比べて開発費が大幅に削減できるため、安い値段となっています。

ただ、新薬と効き目や安全性がまったく同じなのかというと、そこは微妙です。なぜなら、**ジェネリックは主成分の特許は切れてはいますが、製造工程の特許は切れていません。**

だから、主成分を実際に飲める形の薬にするのは、それぞれの製薬メーカーがやらないといけません。ということは、胃の中での溶け出し方とか吸収のされ具合いなどは、もとの薬と同じとは言えないというか、むしろ違うのです。

一応、生物学的同等試験と言って、飲んで血液の中で薬の効果がどういうふうに出ていくか検討しますが、だいたい同じぐらいという程度で、すべて同じとは言えないのです。

だから、同じ薬と言っていますが、ジェネリックも錠剤を小さくしたり、味をよくしたりとよい面もありますが、一部はデタラメかもしれません。本当に同じ薬かはわかりません。同じなのは主成分だけです。

製造工程の特許を外さない理由は、開発したメーカーの利益を守るということですが、製造工程もすべてオープンにして、ジャネリックの利益の一部を開発メーカーに還元する仕組みにしたほうがいいと僕は思います。そうすれば全部オープンにできて、まったく同じ薬をつくることができます。

いい薬こそ長く使われ続けるべきだが、製薬メーカーの都合ですべて決まる

このようにジェネリックもいびつな仕組みですが、5年で特許が切れてジェネリックの薬が出てきて、開発メーカーがそのまま自分のところで薬を売り続けるかは、開発メーカーの都合ですべて決まります。

だから、開発メーカーも5年で利益を回収して、5年後は売れなくてもいいみたいにしているのです。

ただ、これもおかしな話で、いい薬は患者にとってこそ必要で長く使い続けるべきです。開発メーカーとしても利益がずっと出る仕組みがあったほうがいいと思うのですが、それがないのです。

ノバルティス社のディオバンの問題にしても、実は同社には、同じ降圧剤でハイグロ

トンといういい薬がありました。これはエビデンスもちゃんとあって、高い効果があることもはっきり出ていたのです。ところが、ノバルティス社はハイグロトンの発売を中止しています。なぜか？

それは、ハイグロトンを売っても儲からないからです。ハイグロトンは1錠10円。それに対してディオバンは1錠60円ですから、ディオバンを売ったほうが6倍儲かるわけです。

企業体としては、それは正しい経営戦略なのでしょう。ディオバンを売ったほうが儲かりますから。**でも、こんなことをやっていたらいい薬がどんどんなくなってしまいます。**きちんとエビデンスもあって、誰が見たってディオバンよりハイグロトンのほうがいいのです。

ディオバンの事件のあと、僕はノバルティス社に「ハイグロトンの発売を再開せよ！」とメールしましたが、何の返事もありません。

この姿勢はノバルティス社だけのケースではなく、ほかの製薬メーカーも同じです。みんな高い薬を売ろうとします。

一方、安い薬はまったくプロモーションしませんし、挙げ句の果てに製造中止にしてしまったりします。効果があっても、安い薬は製薬メーカーにとって売れても売れなくても関係ないわけです。本当にひどい話です。

まっとうなシステムに直すのは、実は意外と簡単

放っておけば治る風邪や、飲んでも劇的に減るわけではない慢性疾患の高血圧や糖尿病の薬をしこたま出して患者を医療漬け、薬漬けにして儲ける今の医療システムは大いに問題がありますが、それに歯止めをかける方法は、実は意外に簡単です。

たとえば、イギリスは全部税金で医療費がタダです。どうなっているのかというと、日本のように病院がフリーアクセスではありません。

まず家庭医にかかり、そこで紹介を受けないと大きな病院にかかれない仕組みになっています。

家庭医はどういうふうに医療を行なっているのかというと、出来高払いではなく診察区域が決められていて、たとえばこの地区の2000人の住民の健康を守るにあたっては、これだけの収入と定められています。

このため、同じ患者を何度も診察したり、いろいろと細かく検査しても自分の収入には跳ね返らずむしろ持ち出しとなり、必要のない医療行為は極力省いたほうがいい仕組みになっているのです。

つまり、必要のある医療行為、必要のない医療行為の重み付けが自然と生まれ、医者は患者にとっていちばんいい処置を考え、効率よく診察する下地があるのです。これが結果的に薬の乱用を防ぎ、製薬メーカーも薬を売りたくても売ることができないわけです。

一方、日本はフリーアクセスで、これについては患者は医者を選べていい面もありますが、医者はたくさんの患者を診察すればするほど収入が増えるので、患者を無理矢理病人に仕立てあげて、医療漬け、薬漬けにする医者が出てくる。そこに、製薬メーカーが介入する余地が出てきてしまうのです。

日本もこのようなイギリスの制度を参考にしながら、日本の現状に合うように採用すれば、風邪の患者や高齢者の慢性疾患の患者にしこたま薬を出すようなことはなくなり、医者もよく考えながら、患者にとって最善の処置をとるようになると思います。

医療費や薬代の7割は、ほかの国民が負担していることをもっと自覚しよう

現在、国の医療費が右肩上がりで増え続けています。

医療費というと、たいていの人は自分が負担する分しか頭にありません。病気やケガで医療機関を受診した場合、患者は実際にかかった費用の3割の負担ですみ、残りの7割は国が負担します。

診療代や薬代は保険による支えがあって〝7割引き〟になっているのですが、そういう認識を持っている人はまずいません。

医者にかかって、効果がよくわからない薬を出されて皆がこのまま飲み続ければ、

医療費はどんどん膨れ上がるばかりです。そのツケは国民に回ってくるのですが、医者なんてめったに行かない若い人や健康な人からしたら割に合いません。

中には「保険で診てもらっているから、簡単に薬はもらえない」という立派な方もいらっしゃいます。見習ってほしいところですが、そのような行動をとれる患者さんはごく少数です。

高齢者の中には、医者に通うのが楽しみになっているような人もいます。ちょっと体調が悪いというだけで病院にやって来て、おしゃべりに花を咲かせるのがお決まりのパターン。そして、山盛りの薬をもらって満足して帰っていくのです。

そんな悪循環にはまって医療費や薬にたくさんのお金を費やすなんて、ほんと無意味です。

薬を出さない当たり前の行為を“自然派”と言われるのは腑に落ちない

「人間には自然治癒力が備わっている」とよく言われます。確かにそういう力はあるかもしれませんが、別に自然治癒力なんて言わなくても、風邪やインフルエンザは自然に治ります。

抗生物質を欲しがる患者さんがたくさんいると言いましたが、世の中に風邪に抗生物質を出す医者と出さない医者がいたとすると、僕は後者のタイプ。その中でも断トツに抗生物質を出さない医者だと思います。

薬を出さないからか「先生は自然派なんですか？」とか「漢方派なんですか？」とよく聞かれますが、僕は自然派でも、ましてや漢方派でもありません。

「風邪に抗生物質は無意味だから処方しないだけです」

と答えるのですが、素直に納得する人は少ないようです。

こうして僕は、「薬を使わない＝自然派」というくくりになっているようですが、風邪なら病院に来るまでもなく寝ていれば治るのに、それを〝自然派〟と言われるのはどうも腑に落ちません。

風邪なのに休まず病棟に出てきて、ウイルスをまき散らす医療スタッフ

僕は、自分の健康管理なんてあまりしていません。医者にもかかりません。風邪をひけば休む。何年か前に痛風の発作を起こしましたが、尿酸を下げる薬も飲んでいません。まあ、もう一回発作が起きたら考えますが。

風邪をひいたら休まなければいけないので、そのためにグループ診療にしているのです。単独で開業してもし風邪をひいたら、その間、クリニックを休まなければならないので経営が成り立たなくなります。

そういう意味では、一人でやっている開業医は、リスクマネジメントがちゃんとできていないのです。自分が風邪をひいたときに休まずに診察して、患者さんや周りの人たちに風邪をまき散らしている面があるので。そうやっている人は結構いると思います。

大きな病院でもそうです。休めば周りに迷惑がかかるからと仕事を続けていると、「風邪だったのか、帰れ！」と研修医が怒鳴られたりするわけです。

本当は医療機関こそ、スタッフが病気になったときに真っ先に休める体制を整えなければいけないのです。

でも、風邪をひいた研修医を怒鳴って帰らせるのはまだいいほう。ギリギリでやっているからスタッフに余裕がなくて、風邪をひいてもみんな働いている。そこはすごく問題ですよ。

僕もかつて経験があります。

たとえば熱を出した看護師を診察したとき、看護師長から、インフルエンザの検査をして陰性だったら病棟に出てきなさいと。

そういうめちゃくちゃなことがあるわけです。インフルエンザじゃなくても、そもそも風邪は人にうつす病気だから出勤してはいけないのです。

もっと言えば、検査が陰性でも３割ぐらい偽陰性です。流行期だったら、検査の結果にかかわらず、絶対に病棟なんか出ちゃいけないのです。

ところが、そうすると勤務のローテーションが組めなくなります。それで苦渋の決断で「陰性なら出てこい」とむちゃくちゃなことをやっているわけです。実際、医療機関は全然ひと手が足りない状況ですから。

このように、患者さんを診察する病院側がウイルスをまき散らしているといった側面が多分にあるのです。

第5章

この病気、薬を選ぶならどっち?

EVIDENCE-BASED MEDICINE

1 風邪

◉「適切な薬」と「不適切な薬」をしっかり見極める

病気の治療にはいろいろな選択肢があり、「薬を飲まない」というのもひとつの選択肢です。その一方で、「薬を飲む」という選択肢も当然あります。

後者の「薬を飲む」選択肢を選んだ場合は、

- **効果が見込める**
- **副作用が少ない**
- **薬価に見合っている**

などを見極めなければなりません。

こういった判断のもと、医者が患者さんに対して適切な薬を処方するのであれば何の問題もありませんが、そうとは限らないケースも多々あります。

医者の言いなりになって薬を飲んでいたら、逆に身体を壊してしまったり、損をするのは患者さん自身です。

そこで本章では、比較的ポピュラーな病気をピックアップし、その病気にとって「適切な薬」とそうでない「不適切な薬」を具体的に説明していきます。

◉どうしても発熱や頭痛を抑えたいなら……

これまで何度も説明してきたとおり、風邪をひいたら家で寝ているのがいちばんです。2、3日休めば勝手に治ってしまうので、薬を飲む必要はありません。

とは言え、薬の力を借りてでも風邪のつらさをどうにかしたいというのであれば、正しい選択の上で薬を飲むようにしてください。

まず、発熱やそれに伴う頭痛、身体のだるさをどうにかしたい場合は、アセトアミノフェンの解熱鎮痛剤「カロナール」（116ページも参照）を勧めます。

成人なら1回400ミリが通常量です。1・5倍の600ミリを飲んでも大丈夫です。

◉せき止めには「蜂蜜コーヒー」が効果的

次に、せきや鼻水の症状を抑えたい場合はどうすればいいのでしょうか？

せき止め薬については、正直効き目のあるものは少ないですね。

つまり、薬を飲んだところであまり効果は期待できないということです。

注意すべきなのは「リン酸コデイン」と呼ばれる成分が含まれたせき止め薬です。

僕自身もよく処方し、ごくふつうに使われていますが、麻薬性があるため、長期の服用や過剰投与などは避けなければいけません。

薬ではありませんが、長引くせきには、「蜂蜜コーヒーがよく効く」という研究が報告されています。コーヒーに蜂蜜を加えたものですね。案外効果があるかもしれません。

◉鼻水が粘りかけてきたら回復している合図

一方、鼻水には鼻水止めの薬があります。サラッとした鼻水には抗ヒスタミン薬がよく効きますが、粘ってくると効かなくなります。

しかし、そもそも鼻水に粘りが出てきたら風邪が治りかけている合図なので、その時点で薬をやめればいいでしょう。

◉市販薬は総合感冒薬ではなく、「症状に合わせた単剤」を選ぶ

風邪をひくと、ドラッグストアなどで売っている市販薬に頼るという人も多いと思います。ドラッグストアで売られている市販の風邪薬は、ほとんどが総合感冒薬です。

発熱や鼻水、せき……と、風邪の幅広い症状に効くようにいろいろな薬が混ざっているので、副作用の危険性はそれだけ高まります。このため、総合感冒薬は勧められません。

もし市販薬に頼るのなら、そのときの風邪の症状に適した単一の成分が入っている単剤を選ぶべきです。

発熱なら解熱剤、鼻水なら鼻水止め、せきならせき止めといった市販薬です。

具体的には、

・解熱剤の単剤はアセトアミノフェンのカロナールに相当する「タイレノール」
・鼻水止めの単剤は抗ヒスタミン薬の「アレグラ」

などです。これらはともに市販薬として売られています。

なお、せき止めの単剤については、市販薬には有効なものは見当たりません。「ブロン錠」が有名ですが、この薬は複数の薬の合剤で、先に説明した「リン酸コデイン」が成分に含まれています。

麻薬性が引き金となり、過剰に摂取して薬をやめられなくなってしまう〝ブロン依存〟になる可能性があります。

薬は必要ナシ

風邪は２、３日安静にしていれば勝手に治るもの。勝手に治らない場合は違う病気を疑う必要がある

こっちはダメ！

市販薬の総合感冒薬

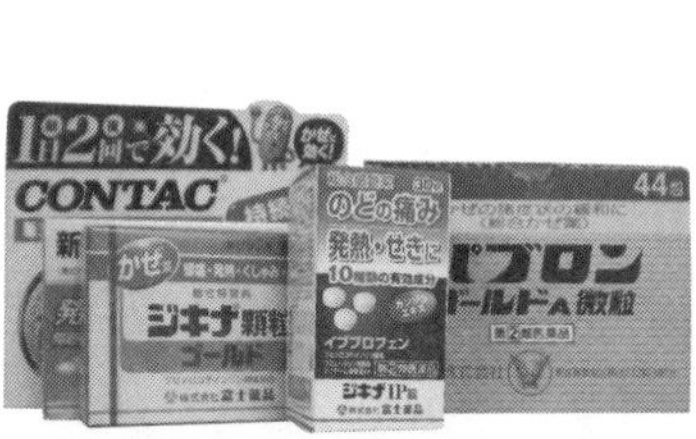

総合感冒薬には、熱、鼻水、せきと、幅広い症状に効く薬が混合されている。それだけに副作用の危険性が高くなる

2 インフルエンザ

◉風邪と同じで基本的に薬を飲む必要はない

インフルエンザにかかってしまったときの対応は、前項で説明した風邪とまったく同じです。

70ページでも説明しましたが、ふつうに健康の人がインフルエンザにかかってしまった場合、たいていの人は、薬を飲まなくても安静にしていれば3〜4日で熱が下がり、平均1週間ほどで自然に治ってしまいます。

だから、抗インフルエンザ薬を使用する必要はありません。

抗インフルエンザ薬には、

・「タミフル」
・「リレンザ」
・「イナビル」

などがあります。

中でもタミフルがもっとも有名ですが、タミフルを飲んでも大きな効果は期待できません。治るまでの期間が平均1日早まる程度です。

なぜかと言うと、そもそもタミフルはインフルエンザウイルスをやっつける効果はなく、増殖を抑えるだけだからです。

前述したように、インフルエンザにかかった場合でもウイルスの増殖に打ち勝って、患者さん自身の抵抗力で治ってしまうのです。

薬は必要ナシ

インフルエンザも風邪と同様に、薬を飲まなくても平均1 週間ほどで症状がなくなり、自然と治癒する

こっちはダメ!

「タミフル」

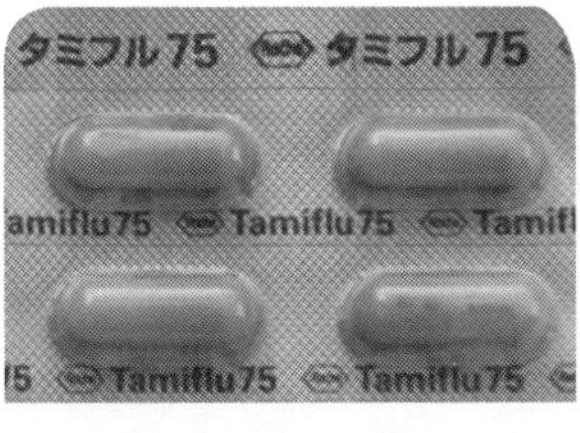

タミフルにはインフルエンザウイルスを殺す効果はない。そもそも 10 代患者への投与は禁止されている

それを、治ってくるタイミングでタミフルを飲むものだから、
「タミフルを飲んだおかげで、インフルエンザが治った！」
と多くの患者さんは勘違いをしてしまっているわけです。

◉インフルエンザで薬の服用を考慮すべき人とは？

インフルエンザを恐れている人は多く、症状が出たらすぐに薬を飲まなければいけないと思いがちです。たしかに、

- **65歳以上の方**
- **乳幼児**
- **呼吸器系や心臓の病気がある方**
- **糖尿病などの慢性疾患のある方**
- **ガンを患っている方**

などは、インフルエンザに感染すると重症化しやすいので、抗インフルエンザ薬の投与を考慮しなければなりません。

しかし、こういった患者さんを除けば、抗インフルエンザ薬にすがるのはあまり意味がないと僕は考えています。お金はかかるし、副作用の心配を抱えるだけですから。

◉10代の投与は原則禁止なのに、タミフルは山のように処方されている

タミフルの服用に関しては、10代の患者さんの異常行動が問題になっています。

しかし、これについては関連性がハッキリしないままで、現在、タミフルは10代の患者さんへの投与が原則禁止されています。

にもかかわらず、それを破って多くの医者は、山のようにタミフルを処方しています。こんな異常なことはありません。

3 頭痛

◉「アセトアミノフェン」の鎮痛薬を選択する

原因がよくわからない頭痛には、アセトアミノフェンの鎮痛薬を処方してもらうのが適切と言えます。代表的なのは「カロナール」です。

アセトアミノフェンの鎮痛薬は副作用が少なく、薬価が安いのが利点です。効き目は弱いですが、それだけに副作用の心配はほかの鎮痛薬より少ないと考えられます。少量で処方されるケースが多いため、効き目が弱ければ量を増やしてもらえばいいでしょう。

ただ、量を増やすほど肝臓を痛める危険が増加するので注意が必要です。

アセトアミノフェンに対して、非ステロイド系の鎮痛薬も頭痛のときによく処方されます。これまで何度も取り上げた「ロキソニン」をはじめ、「ボルタレン」や「ブルフェン」などがそうです。

ロキソニンに代表される非ステロイド系の鎮痛薬は、短期間の服用であっても、胃潰瘍や腎障害のリスクが増加すると報告されています。このため、慢性的な頭痛などで長期間服用するのはかなり危険です。

また、頭痛で薬を飲むと「痛み止め誘発頭痛」につながるケースがあるのですが、これは非ステロイド系の鎮痛薬を飲み続けている患者さんに多く見られます。重い副作用や薬誘発の頭痛を引き起こす危険が伴うため、非ステロイド系の鎮痛薬を長期にわたって飲むのは適切とは言えません。

まずはアセトアミノフェンの鎮痛薬を処方してもらい、どうしても治らない場合は医者と相談して、非ステロイド系の鎮痛薬を選択することです。

さらに言うと、小児の頭痛はカロナールだけにとどめ、非ステロイド系の鎮痛薬を飲むのは避けるべきです。インフルエンザの流行期などに小児がロキソニンなどの非ステロイド系の鎮痛薬を服用すると、インフルエンザ脳炎につながる危険が高まることがわかっているからです。

●片頭痛も「アセトアミノフェン」でOK

頭痛には、片頭痛や群発頭痛などさまざまな症状があります。片頭痛は頭の片側が脈打つように痛み、嘔吐《おうと》などを伴うのが特徴です。

片頭痛には「トリプタン」系の薬剤が痛み止めとしてよく処方されますが、まずはカロナールに代表されるアセトアミノフェンの鎮痛薬を試してみるべきです。カロナールは1錠10円程度。一方、トリプタン系薬剤は1錠1000円もします。

片頭痛だからと言って高い薬に頼らなくても、カロナールのような安い薬で痛みをコントロールできたりします。

また、「アセトアミノフェンの鎮痛薬＋吐き気止め」という処方なら、トリプタン系薬剤と同等の効果があると言われています。

●群発頭痛は「純度100％の酸素吸入」が効果的

群発頭痛の場合は、ある期間に集中して頭痛が発生し、その痛みが2～3週間も続きます。目の奥がえぐられるような痛みを伴うのが特徴で、片目だけ涙が出たり、片鼻だけ鼻水が出たりします。

群発頭痛には薬による治療法もありますが、純度100％の酸素を吸う治療法が効果的と言われています。医療機関で15分ほど酸素を吸入すると、症状はかなり改善されます。

こっちは良し！

「カロナール」

○

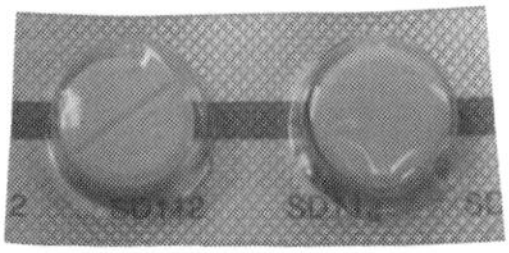

カロナールに代表されるアセトアミノフェン鎮痛薬は、副作用が少なく薬価が安い。第一に選択すべき

こっちはダメ！

「ロキソニン」

×

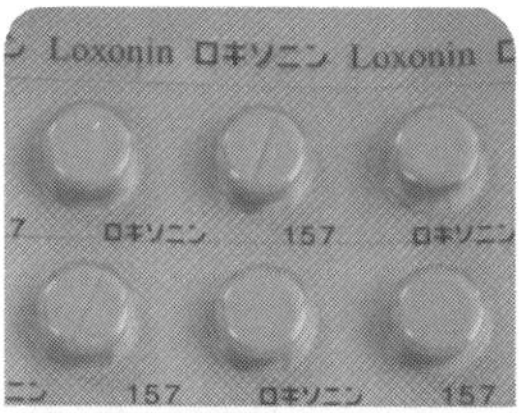

非ステロイド系鎮痛薬のロキソニンは、短期間の服用であっても、胃潰瘍や腎障害のリスクが高まる

4 花粉症

◉抗ヒスタミン薬と抗アレルギー薬は同じ薬

花粉症などのアレルギー性疾患には、抗ヒスタミン薬と抗アレルギー薬と呼ばれる飲み薬が使われます。それぞれどの程度症状を抑えられるのかというと、実は違いはありません。

なぜなら、この2つの薬は、もともとヒスタミンI型受容体拮抗薬という同じ薬だからです。

その点で言えば、前者を第一世代の抗ヒスタミン薬、後者を第二世代の抗ヒスタミン薬と呼んだほうが正解です。

ただし、効果は同等ですが、副作用の度合いと薬価が異なります。

まず副作用については、どちらも眠気を伴いますが、第一世代の古い抗ヒスタミン薬は眠気が強く表れ、第二世代は比較的眠気が起こりにくい特徴があります。

次に薬価ですが、第一世代がだいたい1錠10円未満なのに対して、第二世代は1錠100円を超えるものが多く、その差は10倍以上です。

これらを踏まえて判断すると、治療費にあまりお金をかけたくない人は、「就寝前」に抗ヒスタミン薬を飲むのも選択肢のひとつでしょう。

ただし、抗ヒスタミン薬は眠気以外にも副作用を伴います。頭が重くなったり、口の中が異常に乾いたり、高齢者だとおしっこが出にくくなる症状につながるのです。

こっちは良し！

「点鼻ステロイド」

○

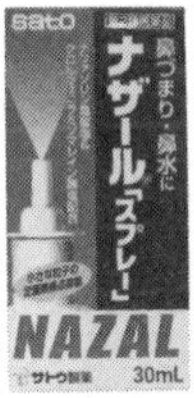

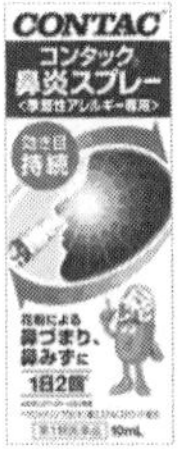

鼻にスプレーをする治療法。花粉症治療によく使われる抗ヒスタミン薬より眠気が少なく抑えられ、効果が高い

こっちはダメ！

「セレスタミン」

×

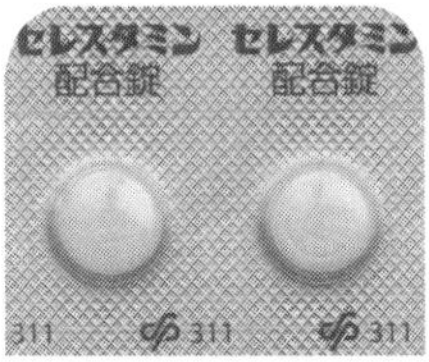

抗ヒスタミン薬と副腎皮質ホルモンの合剤。よく効く反面、長期の服用で糖尿が出たり、胃潰瘍をつくりやすい

また、抗ヒスタミン薬はほかの薬との飲み合わせが非常に悪いという難点もあります。

風邪薬などと併用すると、その相互作用から血中濃度が高くなったり、重度の不整脈を招いて最悪の場合は死に至ります。

実際「トリルダン」という抗ヒスタミン薬と抗生剤を一緒に飲んだ人が死亡し、トリルダンは販売停止となりました。ですから、抗ヒスタミン薬の処方には十分注意しなければなりません。

◉飲み薬ではなく「点鼻ステロイド」がお勧め

僕が推奨するのは飲み薬ではなく、点鼻ステロイド（副腎皮質ホルモン）です。これは鼻にスプレーをする治療法です。

点鼻ステロイドは、抗ヒスタミン薬よりも効果が高いというランダム化比較試験の結果が出ています。

点鼻ステロイドと点鼻ステロイド＋抗ヒスタミン薬を使った治療を比較したケースでは、点鼻ステロイドだけのほうが眠気が少なくて、効果は変わらないという結果も出ています。加えて、薬価もリーズナブルです。

まとめると、第一選択は点鼻ステロイド。これで効かなかったら、医者と相談の上で抗ヒスタミン薬を試してみるという対応です。

花粉症のつらい症状を改善するのに、まずは飲み薬からという人は多いでしょう。

飲み薬の大半は抗ヒスタミン薬なのですが、「セレスタミン」という抗ヒスタミン薬と副腎皮質ホルモンの合剤が使われることもよくあります。

セレスタミンは副腎皮質ホルモンの配合により、すごくよく効きます。反面、長期間服用すると糖尿が出たり、胃潰瘍をつくりやすかったりします。

基本は点鼻ステロイドを使い、セレスタミンは、どうしてもつらいときだけの最低限の使用にとどめるべきです。

5 中耳炎

◉発症から3日間は抗生物質を飲んではいけない

中耳炎のほとんどは細菌が原因なので、とにかく「抗生物質を飲まなければいけない」と思っている人が多いと思います。

でも、それは大きな間違いです。

49ページでも説明しましたが、オランダでは、

「中耳炎の発症から3日間は、抗生物質を飲んではいけない」

という治療のガイドラインを設けています。

中耳炎は、何もしなくても３日以内に７割の患者さんが治るので、３日間以上たっても治らないケースだけ抗生物質を投与することになっているのです。

このように、中耳炎の患者さんすべてに抗生物質が必要なわけではありません。症状がそれほどひどくなければ、放っておいても自然に治ってしまうのです。

僕も中耳炎の患者さんに対しては、痛み止めだけで様子を見るようにしています。

ただし、年齢と症状から、次のようなケースでは抗生物質を投与するのが一般的な対応です。

・6カ月未満の乳幼児

・2歳未満で診断が確実の場合

・2歳未満で診断が不確実でも、24時間以上の発熱、耳を痛がる様子、耳こすりなどの症状がある場合
・2歳以上で重症な場合

◉薬価が高く副作用もあるフロモックスとメイアクトは不適切

では、数日たっても回復せず、中耳炎に抗生物質を投与することになったら、どんなものが適切なのでしょうか？

現状よく使われているのは「フロモックス」や「メイアクト」という抗生物質ですが、どちらも不適切と言わざるをえません。

なぜなら、フロモックスにしろメイアクトにしろ、薬価が高くて副作用の心配を抱えることになるからです。

そして何より、抗生物質が効きにくくなる耐性菌を蔓延させて、のちに抗生物質を使って治療したいときに、治らない病気をどんどん増やすことになってしまうからです。

なおフロモックスは、風邪にもよく処方されるので注意してください。何度も言うように、風邪に抗生物質はまったく無意味です。

◉フロモックスやメイアクトを処方する病院には行くべきではない！

僕は、フロモックスもメイアクトも断じて使いません。絶対に使ってはいけない薬だと思っているからです。

軽度の中耳炎であれば痛み止めを飲んで、次の策として使う抗生物質は、ペニシリンで十分こと足ります。バカ高い抗生物質より安いですし、効果も望めます。

にもかかわらず、フロモックスやメイアクトを処方されたら、そんな病院には行かないほうが賢明です！

こっちは良し！

「ペニシリン」「サワシリン」「オーグメンチン」

○

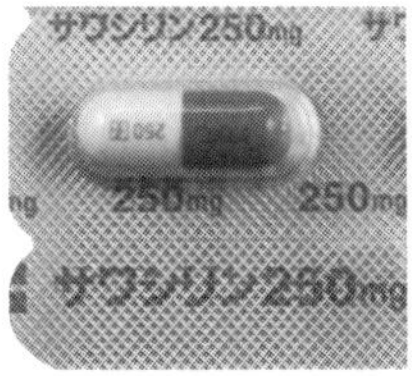

軽度の中耳炎であれば痛み止めで様子を見て、次に抗生物質を選択。ペニシリンなら薬価が安く、効果も望める

こっちはダメ！

「フロモックス」「メイアクト」

×

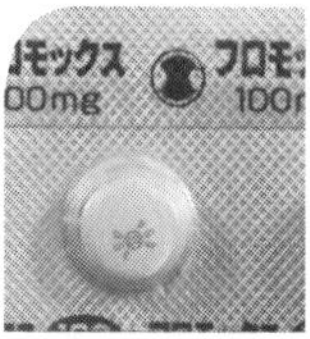

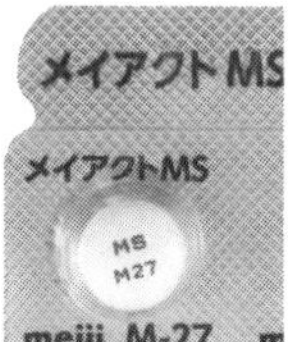

中耳炎の患者によく使われる抗生物質だが、どちらも薬価が高く、副作用のリスク大。飲むべきではない

6 ぜんそく

◉「吸入ステロイド薬」だけで8割の患者がぜんそくをコントロールできる

発作のない慢性期のぜんそくを治療する場合は、ステロイドと呼ばれる副腎皮質ホルモンの吸入薬が第一選択となります。

具体的に言うと、

・「パルミコート」
・「フルタイド」

が一般的です。

この吸入ステロイド薬を最初に試したら、8割の患者さんがぜんそくをコントロールできると言ってもいいでしょう。

吸入ステロイド薬で効果が見られれば、飲み薬はほとんど必要ありません。

だから、ぜんそくの治療に吸入薬ではなく、最初から飲み薬を処方するなんてことはまずありません。もしそんな医者がいたら、勉強不足も甚《はなは》だしいです。

◉効果がない場合は「ベータ刺激薬」を併用する

吸入ステロイド薬で十分な効果が見られない場合には、短期間に限って長時間作動型ベータ刺激薬（合剤）を追加します。

このベータ刺激薬を吸入ステロイド薬と一緒に

こっちは良し！

※長期間の治療の場合

「パルミコート」「フルタイド」

○

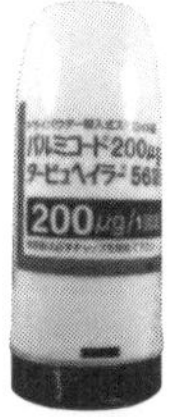

副腎皮質ホルモンの吸入薬。吸入薬を最初に試せば半数以上の患者がぜんそくをコントロールできるようになる

こっちはダメ！

「アドエア」「シムビコート」

×

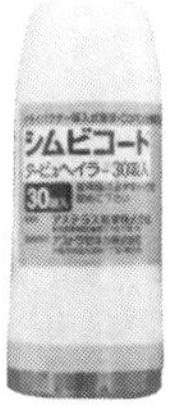

この２つに代表されるベータ刺激薬を長期間使い続けると、ぜんそくの発作を悪化させるなど危険が高まる。３カ月以上の使用は避けたほうがよい

吸引することで、気管支を広げて症状を改善させ、ぜんそくを長時間コントロールします。

現在、吸入ステロイド薬＋長時間作動型ベータ刺激薬は広く使われています。

◉ベータ刺激薬を長期間使用すると死の危険が高まる

ただし、ベータ刺激薬は臨床の現場で効果は出ているのですが、ぜんそくの症状が軽くなってからもずっと使い続けるのは、絶対にやめるべきです。

と言うのは、「アドエア」や「シムビコート」に代表されるベータ刺激薬を3カ月以上にわたって長期間使い続けると、ぜんそくの発作を悪化させたり、ぜんそくに関連する死亡率を上げてしまうというランダム化比較試験のデータがあるからです。

それにもかかわらず、症状が改善した後もベータ刺激薬をやめるように指示する医者はほとんどいません。まったくもって不思議でなりません。

繰り返しますが、2～3カ月を目安にぜんそくの症状が落ち着いたら、吸入ステロイド薬だけにして、ベータ刺激薬の使用はやめるようにしてください。

◉複数添付される薬の中には不要なものも多い

加えて言うと、ぜんそくの患者さんには、吸入ステロイド薬のほかに複数の飲み薬が処方されることが多いのですが、急性発作時に副腎皮質ホルモンの飲み薬が必要な程度で、ほかは不要な場合が多いと思います。

患者さんの判断で勝手に薬をやめるのはいけませんが、ぜんそくの調子がよい場合は、医者に飲み薬を減らせないかどうか相談してみるといいでしょう。

7 脂質異常症

◉治療薬は2通りある

脂質異常症とは、血液中に含まれる脂質、つまりコレステロールや中性脂肪（代表的なものはトリグリセリド）が、一定の基準よりも多い状態のことを言います。

脂質異常症は自覚症状がありませんが、一部の人では血管の内側に脂質がたまって動脈硬化を招き、それが心筋梗塞や脳梗塞の発症につながります。最悪のケースでは死に至ることもある怖い病気です。

脂質異常症の治療薬には、大きく分けて2通りあります。

ひとつは、体内でコレステロールがつくられるのを抑える薬で、これは「スタチン系薬剤」が該当します。このスタチン系薬剤は、

・プラバスタチン
・シンバスタチン
・ロスバスタチン
・ピタバスタチン
・アトルバスタチン

といったものがあり、臨床の現場でよく使われています。あと、「フィブラート系薬剤」というのもあり、ベザトール、リピディルという薬が使われています。

もうひとつは、食事などからコレステロールが吸収されるのを防ぐ薬で、これには「ゼチーア」という薬があります。

◉スタチン系薬剤以外は「薬を飲むと寿命が短くなる」という研究結果がある

この2つのうち、心筋梗塞のリスクが低い人たちを対象にした調査で、コレステロールを下げて心筋梗塞を予防する効果が明らかになっているのは、「スタチン系薬剤」だけです。

スタチン系薬剤以外のコレステロール低下薬では、「心筋梗塞は減ったが寿命が短くなった」という研究結果が複数あります。

たとえば「ゼチーア」の場合はガンが増えたり、「フィブラート系薬剤」の場合は、心臓や血管以外の疾患が原因の死亡が増えるという結果が、ランダム化比較試験やそれをまとめた研究で出ています。

スタチン系薬剤ではこういった結果は出ていません。だから、脂質異常症には、スタチン系薬剤以外は安易に使うべきではないのです。僕は、スタチン系薬剤以外は不要とさえ思っています。

◉「スタチン系薬剤」もリスクがあるが、それを上回るメリットがある

ただ、スタチン系薬剤にも問題がないわけではありません。横紋筋融解症と言って、腎不全から死に至る副作用が、まれですが報告されています。

さらに近年、スタチン系薬剤が糖尿病の発症リスクを高めるということがわかってきました。

ですが「スタチン系薬剤の合併症予防効果は、糖尿病の発症リスクを上回る」というのが大筋の見解です。

糖尿病の発症リスクよりも、コレステロールを下げて心筋梗塞を減らす効果に重きを置いているということです。

こっちは良し！

「ロスバスタチン」「ピタバスタチン」「アトルバスタチン」など

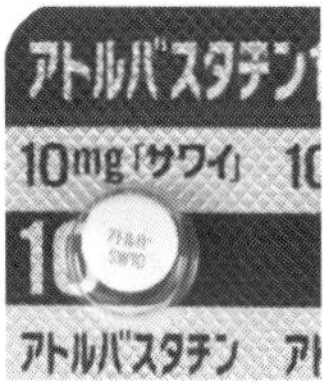

これら「スタチン系薬剤」は、コレステロール値を下げて、心筋梗塞を予防する効果がハッキリしている

こっちはダメ！

「ゼチーア」「ベザトール」「リピディル」

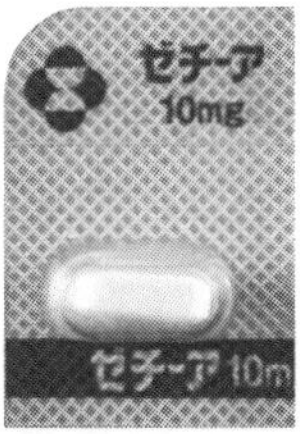

ゼチーアはガンの増加、フィブラート系薬剤（ベザトール、リピディル）は心臓や血管以外の疾患が原因の死亡が増えることがわかっている

8 痛風

◉尿酸値が高くても痛風発作がなければ、薬を飲む必要はない

痛風は、足の指や足首、膝などに起こる急性の関節炎です。

これは、血液中に尿酸という物質が増加し（これを「高尿酸血症」と言う）、その尿酸が結晶となって関節に沈着するために起こります。

とくに足の親指の付け根の関節が赤く腫れ上がって痛むケースが多く、その痛みは骨折の痛み以上と言われ、耐え難いほど激烈です。

これは、つねに痛みを感じるというわけではなく、突然痛み出すというのが特徴で、「痛風発作」と呼ばれます。

なお、たいていの場合、痛みは1週間から10日ほどでしだいに治まって、しばらくするとまったく症状がなくなります。

◉発作がなければ様子見で構わない

痛風の患者さんの中には、尿酸値が高いというだけで薬を飲んでいる人がたくさんいます。でも、尿酸値が高くても痛風発作を起こしていない限り、とくに何の治療もしなくていいというのが僕の考えです。

怖いのは痛風発作ですから、それがなければ尿酸値を下げる薬を飲む必要はなく、とりあえず様子を見ておけばいいと思います。

こっちは良し！

「ザイロック」「コルヒチン」

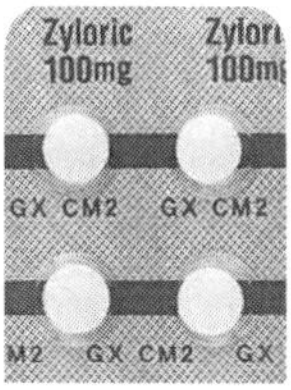

痛風発作後、尿酸値を下げるのには標準薬のザイロックが適切。その後の発作初期にはコルヒチンで対処する

こっちはダメ！

「フェブリク」

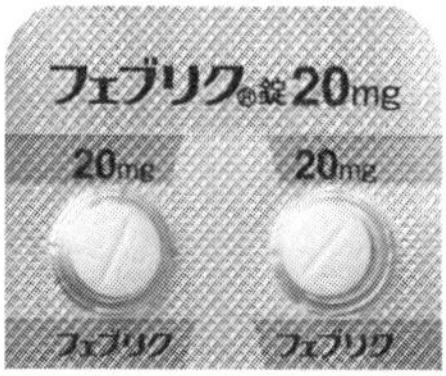

ザイロックと同じ尿酸合成阻害薬だが、フェブリクは値段が高く、飲み始めに痛風発作を誘発する危険性が高いという報告がある

実際、尿酸値が高くても一度も痛風発作を起こしたことのないという患者さんは、かなりの数にのぼります。

◉痛風発作を誘発する薬に要注意！

問題は、突然激烈な痛みに襲われた場合です。そのときは尿酸値を下げなければならず、尿酸をつくらせないようにする尿酸合成阻害薬が第一選択となります。古くから標準薬となっている「ザイロック」を選ぶのがいいでしょう。

同じ尿酸合成阻害薬として、現在「フェブリク」という新しい薬が登場し、広く使われ始めていますが、この薬は飲み始めの頃に、ほかの薬より痛風の発作を起こしやすいということがわかっています。

尿酸値を急激に下げるため、逆に発作を誘発してしまうのです。また、薬価が高いのもネックになります。

◉尿酸値の下げには「ザイロック」、発作の対処は初期に「コルヒチン」で

ザイロックで尿酸値を下げる一方で、関節炎の対処には「コルヒチン」でというのがお勧めです。

コルヒチンは発作のごく初期に使えば、1錠で発作を治めてしまうほどの効果があります。しかも1錠8円程度とリーズナブルです。

副作用に下痢が多いと言われていますが、1錠であればそれほど心配いりません。医療現場でコルヒチンをもっと処方されていいはずですが、実際にはあまり使われていないというのが現状です。

発作が治まらなければ、ロキソニンなどの非ステロイド系鎮痛薬か、ステロイドが使われます。

実は、僕自身痛風を患っています。関節炎のあの激烈な痛みを経験しているわけです。

ただ、一度痛風発作を経験していますが薬は飲んでおらず、もう一度発作を起こしたら薬を飲もうかどうしようか考えようと思っています。

9 糖尿病

◉肥満型糖尿病に最適な薬はひとつだけ

糖尿病の主要な病型は、１型と２型に分けられます。

１型糖尿病を発症するのは子供や若い人が中心で、やせ形体型の人に多く見られます。

膵臓のベータ細胞が壊れてしまい、まったくインスリンが分泌されなくなるのが特徴です。インスリンを体外から補給しなければ命に関わってくるため、インスリンの注射が不可欠になります。

もう一方の２型糖尿病を発症するのは、中高年が中心で、肥満体型の人に多く見られます。

遺伝的に糖尿病になりやすい人が、肥満や運動不足、ストレスなどを引き金に発病するのが特徴です。インスリンは出ているけれど、効きが悪くなります。

肥満型糖尿病（２型糖尿病）について言うと、インスリンの効きをよくする薬が使われます。

最適なのはメトホルミン製剤で、代表的なのは「メトグルコ」です。メトホルミン以外、ベストな薬は見当たりません。メトホルミンは血糖値を下げるのに加えて、心筋梗塞や脳卒中、網膜症や腎症などの合併症のリスクも下げることが、ランダム化比較試験の研究結果ではっきりしています。

腎不全を患っている場合は、乳酸アシドーシスという危険な副作用がありますが、腎不全がなければ心配はほとんどありません。

◉不適切な薬が長年使用されてきた歴史がある

これまでメトホルミンは、肥満型糖尿病にあまり処方されていませんでした。

なぜかと言うと、158ページで説明したように、同種のチアゾリジン系薬剤が広く使われていたからです。その代表的なものにピオグリタゾン、「アクトス」があります。

チアゾリジン系薬剤は、メトホルミンよりはるかに薬価が高く効果も劣るのに、延々と山のように使用されてきました。

「アクトス」は、心筋梗塞の発症率がやや下がるかもしれないという研究結果はあるものの、多くの研究結果で、心不全の危険が高まることがわかっています。また、膀胱ガンの危険が高まるという報告もあります。

◉服用するなら断然「メトホルミン」

メトホルミンとピオグリタゾンを比較すると、ピオグリタゾンのほうが効果は小さく、副作用の危険が大きいのは明らかです。しかも、ピオグリタゾンの薬価はメトホルミンの約8倍もします。

つまり、メトホルミンのほうが効果が大きく、また副作用も少なく、薬価も格段に安いというわけです。どちらを選択すべきかは自ずとわかると思います。

現在、先のピオグリタゾンの特許が切れたのを機に、ようやくメトホルミンに光が当たって処方されるようになっています。薬価も安く、副作用も少なく、効果も高いのですから、遅きに失したとは言え、これはとても喜ばしいことです。

◉そのほかの薬も効果は不十分

ほかにも、スルホニル尿素薬、DPP4阻害薬、SGLT2阻害薬などがありますが、合併症を予防するという十分な研究結果は示されていません。

こっちは良し！

「メトグルコ」

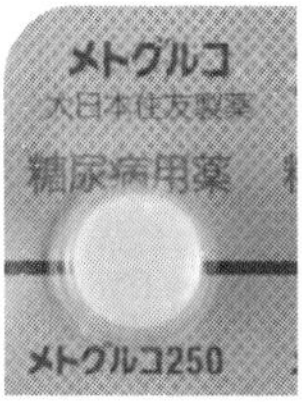

メトホルミン製剤の代表格。血糖値を下げるだけでなく、心筋梗塞や脳卒中などの合併症のリスクも下げる

こっちはダメ！

「アクトス」「アマリール」「シャヌビア」「スーグラ」

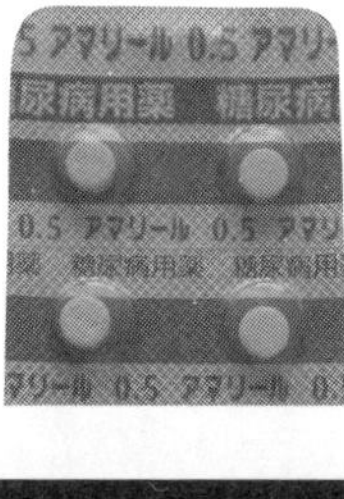

これらはメトホルミンに比べて効果が小さく、副作用の危険が大きい。アクトスは心不全や膀胱ガン、アマリールは低血糖、シャヌビアは心不全の危険が高まる。スーグラは死亡例が報告されている

10 高血圧

◉古くから使用され値段が安い「利尿薬」がもっとも効果的

高血圧の治療薬は数多くありますが、古くから使用され、もっとも薬価が安いのが「利尿薬」です。

とくに高齢者の高血圧では、水や塩分がたまって血圧が高くなっている場合が多く、たまった水や塩分を尿で出して血圧を下げる役割を果たします。

ほかに、心臓から送り出す血液の力を抑えるベータ遮断薬、血管を拡張させることで血圧を下げるACE阻害薬、カルシウム拮抗剤、アンジオテンシン受容体拮抗薬、アルファ遮断薬などがあります。

結論から言えば、高血圧の治療薬で第一に選択すべきは利尿薬です。「ナトリックス」「フルイトラン」などのサイアザイド系利尿薬を選ぶのが望ましいでしょう。

なぜ利尿薬がいいのかというと、前述したとおり、ほかの薬より価格が安いからです。ナトリウムやカリウムの下がり過ぎの危険があり、塩分のバランスに注意を払う必要はあるものの、それさえクリアすれば安全な薬と言えます。

高齢者に利尿薬はNGと考えている医者は多いのですが、それは大きな間違いです。

利尿薬は、とくに上の血圧だけが高い人に適しています。

そして何より、利尿薬は高血圧の合併症を予防

こっちは良し！

「ナトリックス」

○

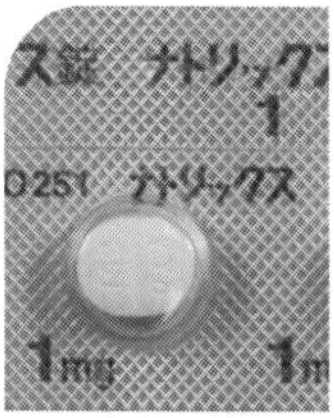

ナトリックスをはじめとした利尿薬は、高血圧の合併症を予防する効果が高い。さらに薬価も安い

こっちはダメ！

「ニューロタン」「ブロプレス」「ミカルディス」「ディオバン」など

×

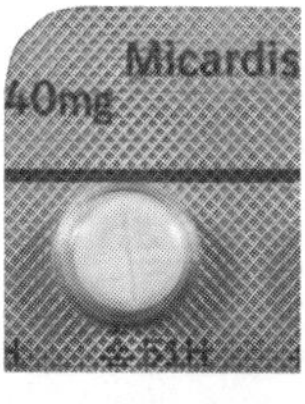

ディオバンなどのアンジオテンシン受容体拮抗薬は、降圧剤の中でもっとも価格が高いのに、効果は利尿薬とほぼ同等

するという研究が多くあります。

利尿薬を飲んだグループとアルファ遮断薬を飲んだグループで、脳卒中、心筋梗塞、心不全の発症率を調査したランダム比較化試験では、いずれもアルファ遮断薬より利尿薬のほうが、合併症のリスクが低いという結果が出ています。

とくに心不全については、発症率が半数に抑えられました。

また、利尿薬を飲んだグループと、ベータ遮断薬、ACE阻害薬、カルシウム拮抗剤、アンジオテンシン受容体拮抗薬の4つを飲んだグループをそれぞれ比較した研究論文でも、合併症の発症率はほぼ同じか、心不全ではむしろ利尿薬に軍配が上がっています。

◉アンジオテンシン受容体拮抗薬の値段は、利尿薬の10倍もする

では、臨床の現場で高血圧の患者さんに利尿薬が第一に使われているのかというと、残念ながらそうではありません。

降圧剤の中で利尿薬が処方される割合は1割程度です。残る9割のうち約半分の患者さんに、アンジオテンシン受容体拮抗薬が処方されています。

アンジオテンシン受容体拮抗薬は、降圧剤の中でもっとも値段が高く、利尿薬が1錠10円程度なのに対して、1錠100円以上もします。

それでいて、効果はほぼ同じか利尿薬のほうが勝るわけですから、10倍以上の値段を払っても無意味なのは明らかでしょう。

アンジオテンシン受容体拮抗薬では、「ディオバン」の論文捏造《ねつぞう》事件が世間を騒がせましたが、アンジオテンシン受容体拮抗薬の中ではディオバンの薬価は安い部類に入り、「ニューロタン」「ブロプレス」「ミカルディス」などほかの高価な薬は、降圧薬の主流として現在も使われています。

まずは、もっとも価格が安くて効果が高い利尿薬から試してみることです。

それで効果が見られなければ、１錠数十円と利尿薬の次に安いＡＣＥ阻害薬、カルシウム拮抗剤が第二選択となります。

アンジオテンシン受容体拮抗薬は、その次の選択肢にすべきでしょう。

おわりに

健康に気をつかうのはいいが、失うものとのバランスを考えよう……

健康でいたければ、運動もしたほうがいいし、食事にも気をつけたほうがいいです。それは当然です。

でも、僕の食生活なんかはめちゃくちゃ。運動もしていません。食事も基本的に昼は食べません。朝と晩だけ。しかも晩ご飯は夜11時過ぎがざらだし、昼間お腹が空いたらお菓子を食べたり、もうやりたい放題（笑）。痛風持ちなんですけどね。

毎日運動したり、食事に気をつけたり、言いつけどおりに薬を飲んだり、それで一所懸命やって得られるメリットと、失うものや我慢するものとのバランスを考えると、適当にやったほうが失うものが少ないということもあるんですよ。

結果的に、すごく気をつけてやっていても、適当にやっていても、あまり変わらないのです。適当にやっていてもそんなに悪くはならない。

僕は1メートル68センチ、体重72キロくらい。肥満と言えば肥満。それで一所懸命気をつけて、体重を65キロくらいまで落としてそれを維持するような生活というのは、失うものもすごく大きいのです。

そりゃ、体重を65キロくらいまで落としたほうが健康でしょう。尿酸値も下がって痛風発作の危険もすごく下がると思います。

けれど、65キロくらいを維持しようとすると、すごくいろいろなものを失うわけです。これは食べたいけど我慢しようとか、味付けを薄くしようとか、本当は家でくつろぎたいのに、したくもない運動を無理してするとか……。

そういう僕自身のリアルな話も面白いのですが、伝えるのが難しいですね。そういう人生観もあるということです。

これについては、また別の機会にお話しましょう。

名郷直樹

[著者略歴]

名郷直樹（なごう・なおき）

昭和36年名古屋市生まれ。昭和61年自治医科大学を卒業後、2年間の研修を経て、愛知県作手村（現新城市作手）の診療所でへき地医療に従事する。平成23年に都内西国分寺市に「武蔵国分寺公園クリニック」を開業、現在に至る。「CMECジャーナルクラブ」編集長。専門は家庭医療、根拠に基づく医療（Evidence-Based Medicine：EBM)。趣味は医学文献検索。尊敬する人物は深沢七郎、ナンシー関。好きな言葉は「変幻自在」。

●「武蔵国分寺公園クリニック」のホームページ：http://ebm-clinic.com/

●「CMEC-TV」のホームページ：http://www.cmec.jp/cmec-tv/

企画・編集協力／相川強（http://guidepost.jp/）
執筆協力／百瀬康司
装丁／大谷昌稔（パワーハウス）
本文レイアウト・図版／冨澤崇（EBranch）

薬で治るというウソ

2015年2月1日　　1刷発行

著　者　名郷直樹
発行者　唐津 隆
発行所　株式会社ビジネス社
〒162-0805　東京都新宿区矢来町114番地 神楽坂高橋ビル5F
電話　03(5227)1602　FAX　03(5227)1603
http://www.business-sha.co.jp

〈印刷・製本〉中央精版印刷株式会社
〈編集担当〉本田朋子　〈営業担当〉山口健志

ISBN978-4-8284-1796-7

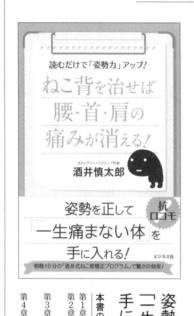